AF585733

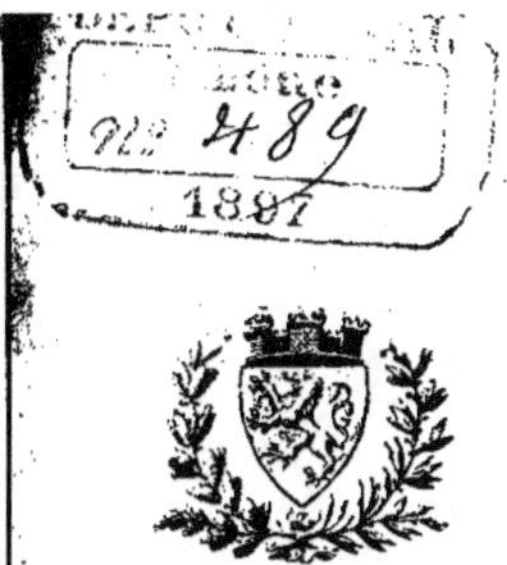

Dr GEORGES MAGERAND
Médecin Stagiaire au Val-de-Grâce.

LES RÉTRÉCISSEMENTS

DU CAVUM PHARYNGO-LARYNGÉ

ET LEUR TRAITEMENT PAR LA

PHARYNGOTOMIE TRANS-HYOÏDIENNE

LYON. — A. REY

LES RÉTRÉCISSEMENTS

DU CAVUM PHARYNGO-LARYNGÉ

ET LEUR TRAITEMENT PAR LA

PHARYNGOTOMIE TRANS-HYOÏDIENNE

LES RÉTRÉCISSEMENTS

DU CAVUM PHARYNGO-LARYNGÉ

ET LEUR TRAITEMENT PAR LA

PHARYNGOTOMIE TRANS-HYOÏDIENNE

PAR

Le Dr Georges MAGERAND

Médecin stagiaire au Val-de-Grâce.

LYON

ALEXANDRE REY, IMPRIMEUR DE LA FACULTÉ DE MÉDECINE

4, RUE GENTIL, 4

1897

Sur le point de terminer nos études médicales, il est un devoir qu'il nous est bien doux de remplir, c'est de remercier tous ceux qui, de près ou de loin, se sont intéressés à nous.

M. le Professeur-agrégé Vallas, dont nous avons eu le plaisir de suivre pendant deux semestres les instructives leçons au lit du malade, et à qui nous devons l'idée de ce travail a, le premier, droit à tous nos remerciements. Qu'il reçoive ici l'assurance de notre vive gratitude, pour les conseils éclairés qu'il nous a prodigués et pour la bienveillance qu'il nous a toujours témoignée.

M. le Professeur Maurice Pollosson nous fait l'insigne honneur d'accepter la présidence de cette thèse. Nous sommes heureux de pouvoir lui exprimer tous nos sentiments de profonde reconnaissance.

Nous n'oublierons jamais l'accueil si sympathique que nous avons trouvé auprès de M. le Dr Garel, et l'amabilité extrême avec laquelle il a mis à notre disposition les trésors de sa bibliothèque.

Merci enfin au Dr Bernard dont la franche amitié nous a été si précieuse, pendant nos années d'École.

G. M.

INTRODUCTION

Les rétrécissements du pharynx, du moins ceux que nous visons dans ce travail, ne constituent pas une affection bien fréquente. Néanmoins, nous avons pu en relever une cinquantaine de cas dans la littérature médicale, et il est permis de supposer que, si toutes les observations avaient été publiées, notre statistique eût été plus considérable.

C'est Stromeyer[1] qui les a le premier mentionnés en 1844, mais leur étude n'a été réellement commencée en Allemagne que par Schech en 1876. Depuis, ont paru les travaux de Lublinski, Langreuter, Jacobson, et le Dr Mesny en a fait le sujet de sa thèse en 1894. Mais, malgré ces publications, les rétrécissements du pharynx sont encore très mal connus, surtout au point de vue thérapeutique, alors que ceux de l'œsophage, du rectum, de l'urètre ou même du larynx ont été depuis longtemps bien étudiés.

Et cependant, ces rétrécissements ne tardent pas à commander une intervention active, par suite des complications qu'ils entraînent. Alors que les rétrécissements du

[1] Stromeyer, *Handbuche der Chirurgie*, th. I, S. 192, 1844.

naso-pharynx ne présentent par eux-mêmes aucun danger immédiat, les rétrécissements du pharynx inférieur compromettent très rapidement les importantes fonctions de l'alimentation et surtout de la respiration. C'est pour combattre ces accidents redoutables, que le chirurgien doit bien connaître les méthodes opératoires qu'il peut avoir à appliquer et surtout celles qui lui donneront le meilleur résultat.

Dans un cas de rétrécissement, le but que l'on doit surtout chercher à atteindre est de lever l'obstacle mécanique, et le meilleur moyen d'y arriver est de sectionner la partie rétrécie pour restituer à l'organe son calibre normal. Cette section peut se pratiquer de deux façons différentes, soit de dedans en dehors, soit de dehors en dedans. C'est ainsi que pour les rétrécissements de l'urètre, par exemple, on peut pratiquer l'urétrotomie interne ou l'urétrotomie externe. Pour l'œsophage, on fait de même l'œsophagotomie interne ou l'œsophagotomie externe.

Pour le pharynx, nous proposons de nommer, et nous indiquerons dans le cours de ce travail, sous le nom de pharyngotomie interne, l'incision du rétrécissement de dedans en dehors et, au contraire, sous celui de pharyngotomie externe, l'incision de dehors en dedans. Ces expressions nouvelles nous ont, en quelque sorte, été dictées par l'analogie qui existe entre les rétrécissements du pharynx et ceux des autres organes, et nous les croyons parfaitement justifiées.

Si nous considérons les procédés opératoires mis en pratique jusqu'à ce jour par les chirurgiens pour les rétrécissements du pharynx, nous voyons qu'on s'est toujours contenté de la pharyngotomie interne, malgré les accidents graves dont elle a été responsable dans un certain nombre de cas.

M. le Professeur agrégé Vallas est le premier chirurgien qui ait vu les avantages de la pharyngotomie externe et qui ait appliqué cette nouvelle méthode. C'est, ainsi que nous le verrons dans la suite, le procédé de choix, et il n'y a guère que quelques cas très spéciaux où l'on puisse la mettre en parallèle avec la pharyngotomie interne.

La pharyngotomie externe a été employée assez souvent pour des tumeurs de l'épiglotte ou du pharynx, mais aucun des procédés opératoires exécutés dans ces cas ne saurait être utilisé pour combattre un rétrécissement. L'incision du pharynx doit être, en effet, verticale, et l'opération, d'autre part, ne doit faire courir au malade que le minimum de dangers.

L'opération imaginée par M. Vallas permet seule de remplir ces indications. Ce chirurgien lui a donné le nom de pharyngotomie transhyoïdienne, car elle consiste à se créer une voie à travers l'os hyoïde pour pénétrer dans le pharynx.

Notre but sera de montrer que cette opération présente de très grands avantages sur toutes les autres méthodes et qu'elle est destinée à remplacer dans la suite les différents procédés de dilatation et la pharyngotomie interne.

Dans un premier chapitre, nous rappellerons sommairement l'anatomie du pharynx, pour ce qui concerne notre opération ; après avoir indiqué la division des rétrécissements du pharynx dans le chapitre II, nous essaierons de montrer leur origine et le processus qui préside à leur formation (chap. IV). Dans le cinquième chapitre, nous traiterons des procédés opératoires mis en pratique contre ces rétrécissements et, dans le sixième et dernier chapitre, nous discuterons la valeur relative de ces différentes méthodes, en nous efforçant de montrer que la pharyngotomie transhyoïdienne est réellement le procédé de choix.

LES RÉTRÉCISSEMENTS

DU CAVUM PHARYNGO-LARYNGÉ

ET LEUR TRAITEMENT PAR LA

PHARYNGOTOMIE TRANS-HYOÏDIENNE

CHAPITRE PREMIER

NOTIONS D'ANATOMIE

Nous ne voulons pas étudier en détail l'anatomie bien connue du pharynx, mais rappeler seulement quelques données nécessaires à connaître pour bien comprendre les rétrécissements de cet organe, et les interventions qu'ils nécessitent.

Le pharynx, cette partie supérieure du tube digestif, qui s'étend depuis la bouche jusqu'à la face inférieure du cartilage cricoïde est un carrefour destiné à laisser passer à la fois l'air de la respiration et les aliments. Présentant des parois postérieures et latérales bien nettement délimitées, il est privé de paroi antérieure, celle-ci étant remplacée par les orifices de la bouche et des fosses nasales. Au-dessous de la bouche, on rencontre cependant des formations anatomiques qui, tout en ne constituant pas à proprement parler une paroi antérieure, peuvent cependant en tenir lieu au point de vue chirurgical. Cette paroi, d'une faible hauteur quand la tête est dans sa position normale, acquiert une importance plus considérable quand elle est fortement renversée en arrière. Elle devient en outre beaucoup plus manifeste, quand on a soin de tirer, hors de la bouche, la langue du malade. Cette paroi correspond à la partie verticale du dos de la langue et à son union à l'épiglotte. Au-dessous de la langue, on trouve l'os hyoïde qui lui donne insertion, puis la membrane thyro-hyoïdienne, l'épiglotte et enfin la face supérieure du cartilage thyroïde. Nous allons indiquer les rapports de ces différents organes.

Si on fait une coupe verticale et médiane de cette région, on constate, en allant de dehors en dedans, la peau, puis le muscle peaussier. Signalons en passant[1], que ce muscle ne se rencontre sur la ligne médiane qu'un peu au-dessus de l'os hyoïde, car au niveau de cet os il laisse à découvert un petit triangle à base inférieure où les deux lames du *fascia superficialis* se rencontrent et s'accolent. Au-dessous de lui, se trouve l'aponévrose cervicale superficielle qui adhère à l'os hyoïde. Au-dessus de cet os, on rencontre le raphé médian du muscle mylo-hyoïdien, puis un intervalle celluleux remplissant l'espace que laissent entre eux les deux génio-hyoïdiens. On y remarque quelquefois la glande de Zuckerkandl, lobule aberrant du corps thyroïde. On arrive alors sur le muscle génio-glosse et la membrane hyo-glossienne qui adhère à l'os hyoïde. En arrière d'elle se trouvent du tissu cellulaire et les glandes des muqueuses linguale et pharyngienne.

[1] Sébileau, *Démonstrations d'anatomie*, Paris, 1892.

Remarquons en passant que les muscles de la langue présentent une très faible épaisseur à ce niveau.

Au-dessous de l'os hyoïde, on rencontre en arrière de l'aponévrose cervicale superficielle un espace cellulaire triangulaire à sommet inférieur contenant la bourse séreuse de Boyer. Cet espace est limité en arrière par la membrane thyro-hyoïdienne appelée par quelques auteurs, entre autres Luschka, ligament thyro-hyoïdien moyen. Derrière cette membrane est le paquet adipeux pré-épiglottique désigné à tort sous le nom de glande de Morgagni. Si l'on incise la membrane thyro-hyoïdienne dans sa moitié supérieure, on arrive sur la muqueuse pharyngienne; plus bas vers son tiers inférieur on tombe sur l'épiglotte qui vient s'insérer à la face supérieure du cartilage thyroïde.

Il existe donc en arrière de l'os hyoïde une région présentant en moyenne 2 centimètres de hauteur où on arrive directement sur le pharynx sans léser l'épiglotte et en n'intéressant qu'à peine les muscles de la langue.

La hauteur de la membrane thyro-hyoïdienne est variable suivant les sujets (mensuration du Dr Castex[1]); cependant nous pouvons adopter les mensurations de Testut[2], c'est-à-dire 2 à 3 centimètres. D'ailleurs ces dimensions varient avec la position de la tête, l'os hyoïde se rapprochant du cartilage thyroïde quand la tête est penchée en avant.

Si, de la ligne médiane, nous passons aux faces antéro-latérales de la région, nous rencontrons tout d'abord les mêmes plans que précédemment; mais nous trouvons en

[1] *In* thèse Leseigneur, Paris.

[2] *In* Testut, *Traité d'anatomie*, t. III, p. 713, 1894.

plus des vaisseaux et des nerfs. Ces vaisseaux sont d'abord les deux veines médianes du cou, puis la veine jugulaire antérieure presque toujours déjetée un peu latéralement ; et plus profondément les artères, les veines et les nerfs laryngés supérieurs qui viennent perforer la membrane thyro-hyoïdienne à 3 centimètres environ de son milieu. En arrière de cette membrane, on rencontre quelques faisceaux du muscle génio-glosse qui, sous le nom de ligaments glosso-épiglottiques, se rendent à l'épiglotte. Ils limitent entre eux deux petites fossettes désignées sous le nom de *valleculæ*.

A droite et à gauche, on rencontre un repli de la muqueuse partant des faces latérales de la langue pour se rendre à la luette et contenant à son intérieur un muscle, le glosso-staphylin. Ce repli forme le pilier antérieur du voile du palais. Il limite, avec la partie supérieure du dos de la langue, une ouverture en gueule de four (Testut) désignée sous le nom d'isthme du gosier.

Plus en arrière, et partant de la face latérale du pharynx pour aller rejoindre le précédent au niveau de la luette, on rencontre un second repli, c'est le pilier postérieur formé par le muscle pharyngo-staphylin. Entre le pilier antérieur et le pilier postérieur se trouve une loge triangulaire contenant l'amygdale.

Les piliers postérieurs et les piliers antérieurs forment, par leur réunion au niveau de la luette, deux voûtes contiguës, sous lesquelles il faut passer pour se rendre soit dans le cavum naso-pharyngien, soit dans cette partie du pharynx qui dessert la partie supérieure du tube digestif et du larynx, et que les auteurs allemands désignent sous le nom de *cavum pharyngo-laryngeum*.

Il nous reste un dernier point à étudier, ce sont les moyens de fixation de l'os hyoïde. On pourrait en effet se demander ce qu'il devient, quand on le sectionne en son milieu. Si nous considérons les muscles qui s'y insèrent, nous les voyons former deux groupes bien distincts : les uns se rendent à la mâchoire inférieure, ce sont le mylo-hyoïdien et les génio-hyoïdiens; les autres descendent vers la partie supérieure du larynx ou du thorax, ce sont le sterno-cléido-hyoïdien et le thyro-hyoïdien. Ces muscles agissent tous suivant une direction verticale et il semble qu'on doive considérer les muscles inférieurs comme la continuation des muscles supérieurs. Et de fait, au point de vue pratique, on peut très bien assimiler l'os hyoïde à un simple raphé, mais d'origine osseuse. Aussi quand on sectionne cet os, on ne remarque pas de déplacements des deux moitiés dans le sens vertical. Les fragments n'éprouvent pas non plus de déplacements bien sensibles dans le sens latéral, car ni l'action du stylo-hyoïdien, ni celle de l'omo-hyoïdien ne sont suffisantes pour attirer les fragments en dehors.

A la suite de la section de l'os hyoïde, il ne sera donc pas nécessaire d'user de moyens de contention pour maintenir appliqués l'un contre l'autre les deux fragments et on n'aura pas besoin non plus de recourir à la suture osseuse.

Telles sont les notions sommaires d'anatomie qu'il était nécessaire de rappeler, pour bien faire comprendre la disposition des différents plans intéressés, dans la pharyngotomie trans-hyoïdienne.

CHAPITRE II

DONNÉES GÉNÉRALES SUR LES RÉTRÉCISSEMENTS DU PHARYNX

A l'état normal, le pharynx présente grossièrement la forme d'un entonnoir, ayant ses dimensions les plus réduites à la partie inférieure. D'après M. le professeur Testut, au niveau du cricoïde, le diamètre antéro-postérieur est de 2 centimètres, et le diamètre transversal, de 2 cm. 1/2 à 3 centimètres, alors qu'au niveau de l'isthme du gosier, on trouve 4 centimètres pour le diamètre antéro-postérieur, et 5 centimètres pour le diamètre transversal.

A l'état pathologique, ces dimensions peuvent être diminuées pour plusieurs raisons. Les unes dépendent du pharynx lui-même, les autres tiennent aux organes qui l'entourent. Ainsi, dans certains cas, le pharynx se trouvera comprimé par un abcès, par un anévrisme ou par un néoplasme développés en dehors de ses parois. Dans un autre ordre d'idées, le passage des aliments se trouvera fortement gêné par la présence d'un cancer ou d'un polype, siégeant sur l'épiglotte ou sur les parois mêmes du pharynx. Toutes ces questions comportent des solutions bien différentes et il nous est impossible de les étudier ici.

Mais il en existe une autre variété, qui fera le sujet de

ce travail, ce sont les rétrécissements proprement dits du pharynx. Dans ce cas, la lumière du canal ne présente plus ses dimensions normales, par suite d'une altération de texture de ses parois. Nous avons affaire à une diminution réelle du calibre de l'organe.

Les sténoses du pharynx peuvent siéger en différents endroits et un premier mode de classification qui vienne à la pensée, c'est celui qui est basé sur leur siège anatomique. C'est ce qu'ont fait Smith et Walsham. D'après ces auteurs :

1° Les unes siègent au niveau du naso-pharynx et sont généralement dues à une symphyse palato-pharyngée.

2° D'autres se rencontrent entre la bouche et le pharynx au niveau de l'isthme du gosier.

3° Les dernières sont situées à la partie tout à fait inférieure du pharynx, au niveau du cartilage cricoïde.

Si, au lieu de tenir compte exclusivement du siège anatomique de ces affections, nous accordons la prépondérance aux gênes fonctionnelles qu'elles occasionnent, nous arrivons à la division suivante :

I. — Rétrécissements siégeant entre la bouche et le pharynx, consécutifs à une adhérence entre les piliers antérieurs du voile du palais et le dos de la langue. Ces rétrécissements siègent au niveau de l'isthme du gosier. Dans ce cas, le malade éprouve seulement de la gêne dans la déglutition, mais il peut respirer, l'air pénétrant facilement jusqu'au poumon par l'intermédiaire des fosses nasales. Il existe peu de cas de ce genre, et Heymann[1] n'a pu en relever que 20 cas dans la littérature médicale. Ces

[1] Heymann, *Handbuche der Laryng. und Rhin.*, Wien, 1897.

rétrécissements pourront toujours être abordés par la voie buccale et nous ne nous en occuperons pas.

II. — Une deuxième variété siège entre le naso-pharynx et la partie inférieure du pharynx. Dans ce cas, il peut y avoir simplement un rétrécissement ou, au contraire, une suppression complète de la communication entre ces deux cavités, par suite d'adhérence totale du voile du palais.

Cette variété de rétrécissement est de beaucoup la plus fréquente. Pour s'en faire une idée, il suffit de se reporter à la statistique de Lublinski, qui, sur 150 cas de rétrécissements, n'en avait observé que 3 étrangers à ce groupe. Ces rétrécissements sont bien connus maintenant, et le Dr Rousset[1] vient d'en faire le sujet d'une excellente thèse inaugurale.

III. — Un troisième groupe est celui dans lequel le rétrécissement siège au-dessus du larynx et de l'œsophage, au niveau de cette région que les Allemands appellent le cavum pharyngo-laryngé. Cette variété de rétrécissements est la plus intéressante à étudier, car elle arrive à compromettre les deux fonctions essentielles de la vie, la déglutition et la respiration. C'est la seule dont nous parlerons.

IV. — Une dernière variété de rétrécissement est celle qui siège à la partie postérieure du larynx, gênant simplement la communication entre le pharynx et l'œsophage. C'est un cas analogue qui a été signalé par Dupuy[2] en 1848. On ne les rencontre qu'assez rarement. Nous pouvons d'ailleurs les considérer comme des rétrécissements

[1] Rousset, thèse de Lyon, 1897.

[2] Dupuy, *Bull. Soc. Anat. Paris*, 1847, p. 302.

de la partie supérieure de l'œsophage, car ils nécessitent la même intervention que ces derniers. Nous ne faisons que les signaler ici.

Avant d'aborder l'étude des rétrécissements du cavum pharyngo-laryngé, nous devons faire remarquer que la division que nous avons établie est un peu plus théorique que clinique. En pratique, on rencontre très souvent des formes associées, par exemple le rétrécissement du naso-pharynx avec celui du cavum pharyngo-laryngé. On a même pu rencontrer des cas beaucoup plus complexes. C'est ainsi que Hofmann et Heymann ont pu signaler deux cas où plusieurs membranes cicatricielles divisaient le pharynx en trois ou quatre compartiments.

Aussi, tout en reconnaissant que la division des rétrécissements du pharynx que nous avons adoptée est un peu arbitraire, nous n'en avons pas moins tenu à la mentionner, pour nous permettre de bien établir les limites de notre sujet.

CHAPITRE III

ANATOMIE PATHOLOGIQUE

Les différentes causes qui peuvent amener la production d'un rétrécissement dans le pharynx ont été jusqu'ici assez mal étudiées.

Dans les traités de chirurgie, les auteurs signalent bien, comme affections susceptibles de produire des sténoses, les traumatismes par instruments tranchants, les tentatives d'extraction de corps étrangers, les pertes de substance consécutives à des inflammations aiguës suppurées, l'abus des boissons alcooliques. Mais dans les observations de rétrécissements du cavum pharyngo-laryngé, nous n'avons jamais vu invoquer semblable étiologie. La seule cause signalée est presque toujours la syphilis.

Cependant, nous avons pu trouver dans la littérature une observation de rétrécissement, suite de brûlure. C'est celle du Dr Wagnier, de Lille. Il s'agissait d'un enfant ayant avalé par mégarde de l'acide sulfurique.

Nous n'avons pu rencontrer d'autres cas analogues et cela se comprend aisément, car il est rare que l'action du caustique se limite au pharynx. Généralement, elle s'étend à l'œsophage et à l'estomac et le malade ne tarde pas à succomber, par suite des brûlures profondes qui en résultent.

Si nous consultons les observations anciennes, par exemple celle de Ricord (1848) ou de Bryant (1872), nous voyons assez souvent mentionner la scrofule ou la tuberculose. Mais il convient de faire remarquer que ces observations ont été publiées avant la découverte du bacille de Koch et ne présentent par conséquent aucune garantie suffisante. D'autre part, à cette époque, on confondait encore la scrofule avec la tuberculose ou la syphilis. Cependant il n'est pas impossible que la tuberculose puisse jouer un rôle dans l'étiologie des rétrécissements du pharynx. Ceux-ci surviendraient après la guérison de l'angine ulcéreuse chronique ou bien de lésions lupiques. Mais c'est une question qui n'a pas encore été étudiée et qui demande de nouvelles recherches.

Fleischmann et Borchard ont attiré l'attention, il y a deux ans, sur la diphtérie. Pour ces auteurs, les formes gangréneuses de cette maladie seraient souvent la cause de rétrécissements. Ils citent à l'appui de leur opinion une observation que nous reproduisons et qui paraît convaincante.

Mais la cause de beaucoup la plus importante est certainement la syphilis.

On rencontre dans les antécédents des malades, tantôt la syphilis héréditaire, tantôt la syphilis acquise. Dans tous les cas, le rétrécissement ne se manifeste que longtemps après l'infection. Cela se comprend, car la sténose est une lésion d'origine cicatricielle, et ce n'est qu'après la guérison des manifestations tertiaires, qu'on la voit survenir. Dans les cas que nous avons recueillis, nous avons toujours remarqué un intervalle de dix ans au moins entre le début de la syphilis, le chancre primitif et l'apparition du rétrécissement, sauf dans les cas de syphilis malignes dès le début.

Quelle que soit la maladie rencontrée dans les antécédents, les rétrécissements se produisent toujours d'une façon à peu près identique, à la suite de la guérison d'une ulcération. Nous ne nous occuperons de leur formation que dans les cas de syphilis, car nous venons de voir que cette maladie en est sinon la cause unique, du moins la cause la plus fréquente.

Les lésions syphilitiques de l'arrière-gorge, susceptibles de produire des sténoses, sont toujours des lésions tertiaires. Elles se présentent à cette période sous forme de gommes, que la syphilis soit acquise ou qu'elle soit au contraire héréditaire.

Ces gommes affectent deux formes bien différentes : ou bien elles sont circonscrites et présentent la forme nodulaire, ou bien elles sont diffuses et constituent alors un véritable syphilome en nappe.

I. Le syphilome diffus n'a pas besoin de passer par la période d'ulcération pour amener une atrésie du pharynx. Il s'étend assez facilement à toute la paroi de cet organe et, par suite de l'infiltration considérable des tissus, il en résulte déjà une diminution notable de calibre. D'autre part, comme le fait remarquer le Dr Meunier dans sa thèse : « la lésion consiste en une infiltration de cellules embryonnaires, qui ont beaucoup plus de tendance à s'organiser en tissu fibreux qu'à subir la dégénérescence granulo-graisseuse, comme les éléments qui constituent la gomme nodulaire. » Par suite de ce fait, non seulement la lumière du canal diminue, à cause de l'infiltration des parois, mais encore à cause de la rétraction du tissu fibreux. Cette gomme en nappe peut absolument être comparée, comme le fait cet auteur, avec ce qui se passe pour la partie inférieure du tube digestif. En effet « le doigt introduit dans l'isthme du gosier constate d'abord une sorte de rétrécissement et, en outre, des surfaces cannelées et mamelonnées, analogues à ce que l'on perçoit par le toucher dans le cas de syphilome ano-rectal ».

Et les conséquences en sont les mêmes, c'est une angustie prononcée de l'organe. Nous avons parfaitement observé ce fait chez le malade de l'observation XIII. Tout le voile du palais et le pharynx étaient fortement épaissis, et quand M. Vallas en sectionna la paroi antérieure, il dut traverser une épaisse couche de tissu fibreux, criant sous le bistouri.

II. — Quant à la gomme circonscrite, elle peut donner lieu à une ulcération. Cette ulcération, en guérissant, amènera la production d'un tissu fibreux très rétractile, qui deviendra la cause du rétrécissement.

Le Dr Mesny a étudié dans sa thèse, d'une façon un peu théorique, le processus qui présiderait à cette formation. Nous ne le suivrons pas dans cette voie, et nous étudierons plus simplement les choses. Si l'ulcération est unique et se trouve limitée en un point de la paroi, la cicatrice qui en résultera attirera vers elle les tissus sains et formera ainsi une bride assez analogue à une valvule. C'est ce que l'on rencontre dans les cas où il existe par exemple une ulcération vers la base de la langue, au voisinage des replis glosso-épiglottiques. Par suite de la rétraction, il se forme une sorte de membrane au-dessus du larynx, et c'est un cas analogue que Nichols a décrit sous le nom de rétrécissement sus-laryngien[1]. Si l'ulcération est plus étendue ou surtout si elle est annulaire, les tissus sains ne seront plus attirés sous forme d'une valvule, mais bien sous forme d'un diaphragme présentant un orifice central. Ce diaphragme est formé de tissu sain et ne présente pas du tout l'épaisseur considérable que l'on rencontre dans les cas de syphilome.

L'orifice qui fait communiquer les deux parties du pharynx séparées par la néomembrane, présente des dimensions très variables. Dans un cas de Langreuter, il avait à peine la taille d'une tête d'épingle. Dans deux observations de Schech, l'un avait la dimension de l'index, l'autre celui d'une plume d'oie. Chez nos deux malades, on pouvait à peine y introduire le petit doigt.

III. — Dans une troisième forme de lésions, on trouve réunis le syphilome en nappe et la formation d'une valvule ou d'une néomembrane. Tel est le cas observé il y a deux ans par Battle. Ce chirurgien rencontra à la fois une infiltration profonde des parois du pharynx et une membrane formée par les tissus sains attirés par la cicatrice. Cette dernière variété nous semble assez fréquente et c'est ce qui nous a conduit à la décrire séparément.

Telle est, d'une manière schématique, l'explication qu'on peut fournir des différents cas observés. Quant au siège de prédilection des gommes, on les trouve par

[1] Nichols, *N.-York medic. Journal*, 1894.

ordre de fréquence sur la portion verticale de la langue, le voile du palais, l'isthme du gosier et la face postérieure du cricoïde. Nous ne pouvons étudier isolément chacune de ces lésions, et nous prierons le lecteur qui voudrait s'en occuper de se reporter aux thèses de Paris de Viard, Meunier, Henry, et à l'excellente thèse de Lyon du Dr Carbonnier, faite sous l'inspiration de M. le Dr Garel.

CHAPITRE IV

INDICATIONS D'UNE INTERVENTION

Le rétrécissement du pharynx ne produit guère de symptômes à son début et il partage ce caractère avec les rétrécissements de l'urètre. Au début, le malade souffre parce que son pharynx présente des ulcérations et que la maladie est en pleine période d'évolution. Il éprouve une dysphagie peu intense, mais persistante, et M. le Dr Garel s'appuie même sur ce symptôme pour établir le diagnostic de syphilis dans les cas de dysphagie durant plus de trois semaines. Mais bientôt ces ulcérations arrivent à la période de cicatrisation et le malade ne souffre plus, il se croit guéri. Le rétrécissement survient alors lentement et insidieusement en pleine période d'accalmie.

Les symptômes produits par cette affection consistent d'abord dans des troubles du côté de la déglutition et ce sont les premiers que le malade remarque. Il s'aperçoit progressivement qu'il existe un obstacle au passage des aliments : les matières solides passent mal alors que la déglutition des aliments liquides se fait encore d'une façon normale. Eprouvant une gêne mécanique de plus en plus considérable, le malade ne s'alimente que le moins possible ; aussi il ne tarde pas à maigrir et peut même par défaut d'alimentation tomber dans un état de cachexie très avancée.

En outre, le rétrécissement produit une gêne notable pour les fonctions de la respiration. L'air ne tarde pas à éprouver de grandes difficultés pour pénétrer dans le larynx et l'oxygénation du sang se fait dans de très mauvaises conditions. On a pu noter dans certains cas, des accès de suffocation et il en est même résulté une asphyxie rapide dans le cas de Bruzelius. Mais sans aboutir à une extrémité aussi funeste, la gêne qu'éprouvent les malades pour respirer n'est pas sans inconvénients. Ils s'essoufflent rapidement et deviennent bientôt incapables de tout effort.

En même temps, si les sujets sont jeunes, leur capacité thoracique n'augmente pas d'une façon normale et le développement du corps en général s'en ressent également. C'est ce qui s'était produit pour le jeune homme opéré par M. Vallas.

En outre des troubles de la respiration, on remarque encore des modifications du côté de la voix. Au début, celle-ci s'affaiblit puis elle s'éteint complètement, car les vibrations de l'air sont arrêtées par le rétrécissement.

Il ne faudrait pas croire qu'avec une aphonie presque complète, il existe forcément une lésion du larynx. Nous pouvons dire qu'en règle générale le larynx est presque toujours respecté. Dans les observations que nous avons recueillies, nous n'avons pas pu en trouver où l'on signalait des altérations de cet organe. Au contraire, dans plusieurs cas, les auteurs mentionnent ce fait remarquable, c'est qu'après la section du rétrécissement pharyngien, la voix reprenait immédiatement tous ses caractères. Dans un cas cité par Langreuter, le professeur Œrtel avait diagnostiqué une lésion du larynx, et après l'opération il vit « à sa grande stupéfaction, le larynx libre de toute ulcération ». Meyer cite un fait analogue. Dans un cas que nous avons observé, la malade, presque aphone avant l'opération, avait reconquis toute la force de sa voix immédiatement après. Il persistait cependant un nasonnement assez marqué, car la malade présentait en outre une symphyse palato-pharyngée complète.

Les troubles que nous venons d'énumérer ne pourraient persister longtemps sans amener des conséquences funestes. Aussi est-il indiqué, dans tous les cas, d'opérer le plus vite possible pour supprimer l'obstacle apporté par le rétrécissement à l'accomplissement de ces deux fonctions essentielles de la vie : la déglutition et la respiration. Nous verrons dans le chapitre suivant les procédés opératoires qui permettent d'atteindre ce but et qui constituent le traitement curatif des rétrécissements du pharynx.

Mais, dans certains cas, le chirurgien pourra avoir la main forcée et sera obligé de pratiquer sur-le-champ une opération palliative. C'est ainsi que, quand le rétrécissement est très étroit ou que l'orifice qui permet la circulation de l'air menace d'être oblitéré par l'épiglotte ou par une production membraneuse, il faut faire une trachéotomie d'urgence. C'est ce qui arriva au professeur Nussbaum dans une observation citée par Meyer : « Le patient vint à l'hôpital presque asphyxiant, pris d'une dyspnée intense, avec du tirage et du cornage. On note dix à douze inspirations par minute ; le pouls est presque imperceptible, la peau froide, la face et les mains cyanosées. Le malade est presque complètement aphone. » Dans l'observation inédite, n° XXXIII de la thèse de Mesny, le professeur-agrégé Boursier, de Bordeaux, dut faire une laryngotomie intercrico-thyroïdienne pour assurer le passage de l'air, les fonctions de la respiration étant très compromises.

Ce n'est qu'une fois le passage de l'air librement assuré, qu'on pourra songer à s'occuper du rétrécissement. Nous pouvons cependant faire remarquer dès maintenant que la pharyngotomie trans-hyoïdienne remplirait les mêmes avantages que la trachéotomie d'urgence, tout en supprimant le rétrécissement.

Nous allons maintenant aborder l'étude du traitement curatif.

CHAPITRE V

TRAITEMENT DU RÉTRÉCISSEMENT

Le rétrécissement du pharynx est formé, il s'agit de restituer à l'organe ses diamètres normaux : tel est le problème qui se pose.

Il se présente tout d'abord à l'esprit deux solutions différentes : doit-on employer le traitement médical, ou, au contraire, le traitement chirurgical ? Evidemment, le traitement médical doit être utilisé, et utilisé seul, tant qu'il existe des ulcérations dans le pharynx. Cette thérapeutique a été conseillée par tous les auteurs et il serait dangereux d'en appliquer une autre. On s'exposerait à voir survenir des accidents graves analogues à ceux que Tillaux signale dans les cas d'ablation des amygdales à la période d'inflammation. Mais en est-il de même quand le rétrécissement est constitué et qu'il n'existe plus d'ulcérations ? Si nous consultons les observations, nous voyons que le traitement médical a été souvent institué, mais que jamais il n'a produit d'amélioration. C'était d'ailleurs un résultat facile à prévoir. Nous avons vu dans les chapitres précédents que le rétrécissement était une lésion cicatricielle, une lésion de guérison, ressemblant en cela aux rétrécissements de l'urètre ou du rectum. Or, dans ces derniers cas, jamais on n'a songé à appliquer le traitement médical. Il en est de même pour les rétrécissements du pharynx, et l'observation de Zimmer, citée par Langreuter, le prouve d'une façon concluante. Dans ce cas, il existait des ulcérations ; on institua des frictions mercurielles, mais on remarqua bien que plus les ulcérations approchaient de la guérison, plus le pharynx se laissait envahir par des masses cicatricielles. Il faut en conclure que le traitement médical seul doit être employé à la période des ulcérations, mais quand celles-ci n'existent plus, c'est le moment où le chirurgien doit intervenir.

Cependant, nous ferons remarquer qu'après l'opération la syphilis peut sortir de sa période latente et que, pour prévenir la production de nouvelles poussées, il sera toujours utile de recourir pendant quelque temps au traitement spécifique.

Quant au traitement chirurgical, on se contentera de dilater le rétrécissement, ou bien on le sectionnera. La dilatation est le procédé le plus simple et c'est celui qu'on a toujours tenté d'employer. Elle peut être brusque ou lente. Elle pourrait être aussi manuelle ou instrumentale. La dilatation digitale n'a jamais été employée seule et nous ne la trouvons signalée que dans l'observation de Smith et Walsham où on la pratiqua après section du rétrécissement. Nous ne la mentionnons que pour mémoire. On s'est toujours servi d'instruments et on a pratiqué la dilatation de plusieurs façons différentes : tout d'abord seule, c'est-à-dire sans aucun débridement, ni aucune incision. Pour cela, il est évident qu'il faudra néanmoins assurer le libre accès de l'air et, par conséquent, se servir de dilatateurs creux. D'après une autre méthode, on fera une trachéotomie et on tentera ensuite la dilatation.

La dilatation, sans en être le but principal, est un adjuvant obligé de la méthode sanglante. Celle-ci comprend l'incision du rétrécissement de dedans en dehors, c'est la pharyngotomie interne, et l'incision de dehors en dedans, c'est la pharyngotomie externe.

Nous étudierons donc successivement la dilatation avec ou sans trachéotomie, la pharyngotomie interne, puis en dernier lieu la pharyngotomie trans-hyoïdienne.

§ 1. Différents procédés de dilatation.

La dilatation sans trachéotomie préalable peut se faire brusquement ou lentement. La dilatation brusque ou divulsion peut se pratiquer avec l'appareil imaginé par Jacobson. C'est une pince à deux branches qui par leur écartement produisent la dilatation. Une autre pince a été inventée par Schrötter et Michaël. Elle se compose de trois branches qui divergent à la manière du spéculum vaginal à trois branches de Mathieu : « En resserrant les deux manches, dit cet auteur, les branches latérales s'écartent tandis que, par une disposition particulière, la troisième branche est portée en avant. Dès que la pression cesse d'être exercée sur les manches, l'instrument se resserre par l'action d'un ressort. »

Il est utile de faire remarquer que ces pinces doivent être assez longues, la distance qui sépare la bouche de l'isthme du gosier étant d'environ 10 centimètres. D'autre part, nous avons vu que l'orifice de la néomembrane qui, par sa présence, produit le rétrécissement est généralement assez étroit; les pinces pour pénétrer à son intérieur devront être minces, au moins à leur extrémité. Ces pinces dilatatrices étant à la fois longues et minces, il en résulte forcément qu'elles sont trop souples, et si l'on considère d'autre part que le rétrécissement est formé de tissu cicatriciel très résistant sur le pourtour de l'orifice, on comprend qu'il soit difficile d'obtenir avec ces instruments une dilatation brusque.

On sera donc obligé d'avoir recours à la dilatation lente, au moyen de tubes creux de dimensions progressivement croissantes. Le meilleur modèle de ces tubes est le tube dilatateur de Schrötter. Il se compose d'un petit tube en caoutchouc durci ou en métal présentant la forme d'une sonde et ayant une courbure telle, que son introduction en soit facile. Ce tube est percé de chaque côté de son extrémité inférieure d'un trou ovalaire communiquant avec une cavité centrale, ce qui permet un libre passage à l'air de la respiration. Le tube est assez long et dépasse le bord inférieur du rétrécissement, ce qui lui permet de résister aux efforts de la toux. Langreuter conseille de l'introduire au moins trois fois par jour et de le laisser de dix à quinze minutes, et cela pendant des mois. Bouchut avait fait construire des tubes beaucoup plus petits. Ils étaient creux également pour laisser passer l'air. Leur forme était conique et ils étaient destinés à produire une dilatation continue, mais à cause de leur faible longueur, ils étaient rejetés au moindre effort de toux. Ils ont cependant été employés dans le cas du professeur Moure, de Bordeaux.

La dilatation, tentée sans que le passage de l'air soit largement assuré, est une opération assez dangereuse et que l'on a quelque peine à adopter. Il suffirait, en effet, que l'orifice du tube dilatateur vînt à s'oblitérer pour que le malade asphyxiât brusquement. Aussi beaucoup de chirurgiens ont préféré faire d'abord une trachéotomie et ne commencer la dilatation que plus tard. Généralement, on la fait sur la trachée elle-même, et nous n'avons trouvé que l'observation du Dr Moure où le professeur-agrégé Boursier fit une laryngotomie intercrico-thyroïdienne. N'ayant pas une ouverture suffisante pour placer sa canule, il dut même sectionner le cricoïde.

Une fois le passage de l'air assuré, on s'attaque au rétrécissement. Un des procédés les plus simples, employé par Zimmer, est la laminaire ou l'éponge préparée. Ces substances, sous l'influence de la salive, se gonflent lentement et finiraient par dilater le rétrécissement. Smith et Walsham ont employé ce procédé, mais outre qu'il est très douloureux, il ne leur a donné aucun résultat.

On peut encore se servir d'instruments identiques à ceux que l'on emploie pour les rétrécissements des autres organes. C'est ainsi que Trendelenburg a utilisé deux fois les bougies urétrales. Dans d'autres cas, on s'est servi de bougies Béniquet.

Schrötter a fait construire des dilatateurs analogues, mais adaptés spécialement pour le pharynx. Ils se composent de petites masses d'étain, de forme oblongue, aplaties, arrondies sur leurs bords et à leurs extrémités, terminées par un petit anneau dans lequel passe un fil qu'on laisse hors de la bouche. Celui-ci permet de retirer l'appareil qui a été porté dans le point rétréci par un mandrin spécial à déclenchement.

Si l'on ajoute, à l'énumération de ces différents instruments, les olives et les sondes œsophagiennes qui ont été employées dans certains cas, on aura la liste à peu près complète de tous les instruments dilatateurs dont se sont servi les chirurgiens.

§ 2. **Pharyngotomies internes.**

Elles ont pour but de débrider le rétrécissement, de façon à permettre plus rapidement le rétablissement des fonctions. Ce débridement peut s'effectuer en différents points du rétrécissement. Généralement, les incisions portent en avant et sur les côtés, mais le lieu où l'on doit les faire est variable suivant les cas et on ne peut tracer d'avance de règle à ce sujet.

Chez un malade opéré par Smith et Walsham, on fit l'incision avec l'urétrotome de Ricord. Une autre fois, dans un cas qui n'a pas été publié, mais qui a été indiqué par M. le Dr Delore [1], ce chirurgien s'est servi avec succès du dilatateur du frère Côme.

On se sert d'ordinaire de bistouris boutonnés pour faire les incisions et de préférence du bistouri laryngien à lame cachée de Tobold. Mais dans certains cas, on a utilisé des bistouris à lame pointue. Sokolowsky, Lublinsky et Jacobson ont employé des bistouris coudés sur le plat.

Dans les observations de Smith et Walsham, puis de Battle, de simples ciseaux ont rempli le même office. Le Dr Wagnier a fait construire, dans un cas de rétrécissement consécutif à une brûlure, un appareil spécial formant pince coupante.

Au lieu de bistouris, quelques auteurs ont préféré se servir du galvano-cautère sous forme de couteau galvanique.

[1] *Province médicale*, 25 avril 1896.

Quels que soient l'instrument et le procédé employés, une fois le débridement obtenu, il s'agit de prévenir la formation d'un nouveau rétrécissement. Pour arriver à ce but, il sera de toute nécessité de continuer le traitement par des séances répétées de dilatation, sans quoi la récidive serait inévitable.

§ 3. Pharyngotomie trans-hyoïdienne.

A. MANUEL OPÉRATOIRE

Nous avons vu que, si le pharynx ne présentait pas de paroi antérieure au point de vue purement anatomique, on pouvait cependant lui en considérer une au point de vue chirurgical, correspondant à la partie inférieure de la portion verticale de la langue, l'os hyoïde et l'épiglotte. La pharyngotomie trans-hyoïdienne consiste à inciser cette paroi exactement sur la ligne médiane.

Les instruments nécessaires pour pratiquer cette opération ne présentent rien de particulier. Un bistouri, des pinces à forcipressure, des écarteurs de Farabeuf et une paire de ciseaux constituent tout l'arsenal dont le chirurgien peut avoir besoin.

On commencera par endormir le malade de préférence avec le chloroforme pour éviter autant que possible l'hémorragie. Celle-ci ne sera d'ailleurs qu'une hémorragie en nappe, car nous avons vu qu'il n'y avait pas de vaisseaux sur la ligne médiane.

L'incision de la peau devra commencer à un travers de doigt au-dessus de l'os hyoïde. Elle sera faite exactement sur la ligne médiane et descendra jusqu'à l'échancrure que présente le cartilage thyroïde à sa partie supérieure.

On incisera le tissu cellulaire sous-cutané, le peaussier et l'aponévrose cervicale superficielle. Divisant ensuite le raphé médian situé au milieu du muscle mylo-hyoïdien, on pénétrera dans l'espace qui sépare les muscles génio-hyoïdiens. A ce moment, il faudra détacher légèrement les insertions musculaires de l'os hyoïde et ruginer délicatement cet os. On fera alors l'ostéotomie médiane de l'os hyoïde, soit avec des ciseaux un peu forts, soit avec la cisaille de Liston. Cet os est peu épais et la section en est facile.

Un aide placera des écarteurs de Farabeuf au niveau de la section osseuse et fera des tractions latérales pour permettre au chirurgien de bien voir le fond de la plaie. L'écartement produit par la section de l'os hyoïde est, en général, de 3 ou 4 cm. et permet une exploration facile.

L'incision des parties molles sera ensuite continuée jusqu'à la muqueuse du pharynx en haut et à la membrane thyro-hyoïdienne en bas.

Il sera alors nécessaire de s'arrêter un instant avant d'ouvrir le pharynx.

Une fois la surface de la plaie méticuleusement épongée, on s'assurera qu'aucun vaisseau ne donne et que l'hémorragie en nappe s'est arrêtée. C'est en opérant ainsi à sec qu'on terminera par la section de la muqueuse pharyngienne.

D'ailleurs, pour plus de sûreté, on pourra à ce moment cesser l'anesthésie. Une bonne précaution serait de donner au malade la position adoptée par Rose de Zurich pour les opérations sur le pharynx. De cette façon, on n'aura pas à redouter l'entrée du sang dans les voies aériennes si un vaisseau venait à être sectionné.

On incisera donc la paroi antérieure du pharynx, mais

on aura soin de commencer par la partie supérieure de la plaie et d'inciser très prudemment la membrane thyro-hyoïdienne de haut en bas. De cette façon, on n'aura pas à craindre de lésions de l'épiglotte et on ménagera sûrement cet organe. Cette incision aura déjà en partie libéré le rétrécissement, ce dont on s'apercevra en entendant les tissus crier sous le bistouri.

De ce fait, le pharynx reprendra en partie ses dimensions normales et, en passant le doigt par la bouche, on s'assurera du degré de dilatation obtenue. Si celle-ci n'était pas suffisante, deux petites incisions faites sur la paroi antéro-latérale du pharynx en viendraient à bout.

Il pourra arriver, surtout dans les cas de syphilome, que les parois du pharynx soient très notablement déformées. Pour être sûr d'inciser ce canal et pour ne pas se perdre dans les tissus périphériques, une bonne précaution (et que nous conseillons dans tous les cas) sera de pratiquer l'incision sur un conducteur. A défaut d'instrument, le doigt introduit par la bouche pourrait remplir le même rôle.

Nous n'avons pas parlé jusqu'ici de la trachéotomie préliminaire. Cette opération n'a pour but que de permettre le tamponnement du larynx et d'éviter l'introduction de sang ou de liquide dans les voies aériennes. De cette façon, on espère prévenir l'apparition d'une complication très grave, la pneumonie, accident auquel les Allemands ont donné le nom de *Schlundpneumonie*. Une fois la trachée ouverte, on y place soit une canule de Trendelenburg, soit la canule-éponge de Hahn. On peut aussi se contenter de mettre une canule ordinaire et de bourrer la partie supérieure du larynx avec de la gaze iodoformée.

Chez son premier malade, M. Vallas a suivi le procédé des anciens auteurs, mais, dans le second cas, ainsi que dans d'autres pharyngotomies transhyoïdiennes nécessitées par d'autres affections, il a supprimé cette opération complémentaire qui n'est pas sans danger et dont la nécessité n'est nullement justifiée, puisque l'on peut opérer presque entièrement à sec.

Une fois l'opération terminée, on suturera la plaie. On peut très bien se contenter d'un seul plan de sutures ne comprenant naturellement pas la muqueuse pharyngienne. Il est absolument inutile de pratiquer la suture de l'os hyoïde, car nous avons vu que les déplacements des fragments étaient presque nuls.

Il sera utile de ne pas fermer entièrement la plaie, et d'établir un drainage préventif, car la bouche est un milieu septique dont il faut se méfier. Le drain sera évidemment petit et placé au niveau de la membrane thyro-hyoïdienne, c'est-à-dire à la partie déclive de la plaie.

On fera ensuite un pansement ordinaire qu'on aura soin de renouveler tous les deux ou trois jours.

Si nous résumons l'opération, nous voyons que nous pouvons la diviser en trois temps principaux :

Premier temps. — Incision des parties molles remontant à un bon travers de doigt au-dessus de l'os hyoïde et descendant jusqu'à l'échancrure du cartilage thyroïde. La section doit-être faite jusqu'au muscle génio-glosse en haut et la membrane thyro-hyoïdienne en bas.

Deuxième temps.— Dénudation médiane et ostéotomie de l'os hyoïde, avec des ciseaux forts ou la cisaille de Liston. Écartement des deux fragments. On tamponnera la plaie pour voir si aucun vaisseau ne donne.

Troisième temps. — Incision de la paroi pharyngienne et section du rétrécissement, autant que possible sur un conducteur.

B. SUITES OPÉRATOIRES

Comme complication, nous avons vu qu'on pouvait craindre la schlundpneumonie, mais que certaines précautions pendant l'opération rendaient ces craintes illusoires.

Comme complications locales, on a peu à craindre que la plaie s'infecte et suppure. Dans toutes les pharyngotomies trans-hyoïdiennes pratiquées par M. Vallas, cet accident n'est jamais survenu. La cicatrisation s'est toujours faite par première intention et les fils ont pu être enlevés le quatrième ou le cinquième jour.

Il y a cependant une petite complication que nous avons observée, c'est l'issue de matières alimentaires par l'orifice du tube de drainage. On sait depuis les expériences de Schiff que, pendant la déglutition, les liquides glissent sur le dos de la langue, passent entre celle-ci et l'épiglotte pour atteindre ensuite les gouttières pharyngo-laryngées et pénétrer dans l'œsophage. Comme l'endroit où l'on place le drain est situé immédiatement en ce point, les liquides alimentaires arrivent à créer une petite fistulette par laquelle ils s'écoulent. Mais cet orifice est très étroit, et il ne tarde pas, après l'ablation du drain, à s'oblitérer.

Une autre complication plus grave qu'on pourrait avoir à craindre, c'est l'absence de consolidation entre les deux fragments de l'os hyoïde; mais la section de cet os, créant, somme toute, les conditions d'une fracture exposée, ne s'infecte pas, et d'autre part se consolide très vite. Chez nos malades, la soudure des fragments s'était déjà produite au bout de quinze jours.

L'ostéotomie de l'os hyoïde nous semble cependant passible d'un léger reproche. Il nous a paru chez le malade observé que la courbure de l'os était devenue légèrement ogivale. En tout cas, cela ne gêne nullement les fonctions de l'organe.

Tels sont tous les inconvénients de la pharyngotomie trans-hyoïdienne. Nous verrons qu'ils sont peu de chose comparativement à ses avantages. Après l'opération, comme les parties sectionnées pourraient se trouver en contact et se souder à nouveau, il sera bon de les maintenir écartées par une dilatation continue.

Un excellent appareil remplissant cette condition est celui que M. le Dr Martin a imaginé et construit pour nos deux malades. Il se compose de deux pièces : une pièce buccale et une pièce pharyngienne. La pièce buccale est formée d'une lame assez épaisse de gutta-percha moulée sur la voûte palatine et adhérente aux dents de la mâchoire supérieure. Cette pièce supporte, fixé en son milieu, un ressort en acier terminé par deux valves en caoutchouc durci. Par suite de l'action du ressort, ces deux valves tendent à s'écarter l'une de l'autre et appuient sur les parois du pharynx de façon suffisante pour empêcher le rapprochement des parties sectionnées.

Cet appareil doit être porté dans la journée, mais la nuit le malade pourra le quitter. En général, on pourra le supprimer au bout d'un mois et demi ou deux mois au maximum et, à partir de ce moment, le malade n'aura plus à craindre de voir récidiver son rétrécissement.

CHAPITRE VI

VALEUR COMPARATIVE DES DIFFÉRENTES INTERVENTIONS

§ 1er. ANCIENS PROCÉDÉS

Pour étudier d'une manière utile la valeur respective des différentes opérations utilisées dans les cas de rétrécissements du pharynx, il est bon de rappeler en deux mots l'anatomie pathologique de cette affection. Comme nous l'avons montré, le rétrécissement peut, dans certains cas, être formé par la rétraction d'un anneau plus ou moins étendu de tissu fibreux, reste d'un syphilome en nappe. Dans d'autres circonstances, il est dû à la présence d'une cicatrice rétractile, qui a attiré à elle les tissus sains sous forme d'une néomembrane, ayant l'aspect d'une simple valvule ou, au contraire, d'un diaphragme muni d'un très petit orifice.

Nous discuterons les avantages des différentes opérations, en suivant l'ordre que nous avons adopté pour les exposer.

La dilatation employée seule est un mauvais procédé. Nous avons déjà montré que la dilatation brusque n'était guère praticable. La dilatation lente, de son côté, présente peu de chances de succès. Le tissu fibreux est très résistant et très rétractile et se laisse mal dilater. Le traitement devra être prolongé pendant très longtemps et encore n'en obtiendra-t-on que de faibles avantages. C'est ainsi que Smith et Walsham et tous ceux qui ont commencé la dilatation ont dû bientôt y renoncer et appliquer une thérapeutique plus active. Quand il s'agit d'une néomembrane, sa rigidité empêche l'action des instruments. D'autre part, on ne peut guère faire de séances prolongées de dilatation, car si le rétrécissement n'est pas douloureux par lui-même, le pharynx, en revanche, est très sensible. Cette hyperesthésie a été bien notée dans les observations. Langreuter l'explique de la manière suivante : « Cela tient probablement, dit-il, à ce que, d'un côté, les nerfs sont rassemblés sur une certaine étendue et que les terminaisons nerveuses sont plus rapprochées de la superficie, et par là plus sensibles. » Il explique donc ce phénomène par un léger déplacement dans le rapport des organes. Il en résulte que les cathéters, quels qu'ils soient, sont mal supportés, provoquent des accès de toux et sont rejetés dans un effort d'expuition. D'autre part, la dilatation a le grand inconvénient de nécessiter une trachéotomie ; or, nous verrons que la pharyngotomie interne et surtout la pharyngotomie trans-hyoïdienne permettent de s'en dispenser.

Mais si la dilatation n'est pas un bon moyen thérapeutique à employer seule, elle devient un heureux adjuvant des pharyngotomies. Toutes les fois que le rétrécissement aura été incisé, il sera nécessaire de prévenir la soudure des parties divisées ou la rétraction de la cicatrice, qui amèneraient naturellement une récidive. Envisagée de cette façon, la dilatation est un procédé utile et même indispensable, et, dans tous les cas, on devra l'employer.

La pharyngotomie interne est un procédé supérieur à la dilatation et surtout plus chirurgical, mais si elle présente des avantages, elle offre en revanche de nombreux inconvénients. Tout d'abord on ne peut faire les incisions que guidé par le laryngoscope et il est bien difficile d'obtenir une précision suffisante dans la manœuvre des instruments. D'autre part, il est impossible d'opérer sous le bénéfice de l'anesthésie, à moins de faire comme Battle une trachéotomie et d'anesthésier directement avec une canule de Trendelenburg.

Mais le danger le plus grand que plusieurs opérateurs ont eu à surmonter, c'est l'hémorragie. Il ne faut pas oublier que l'épiglotte est très vascularisée à sa base et que d'autre part, la face dorsale de la langue présente de grosses veines qui saignent abondamment. Quant au pharynx, outre les dangers que présentent les carotides, on rencontre encore les artères pharyngiennes et laryngées. D'autre part, on peut trouver des veines considérables, et, dans ces dernières années, on a signalé plusieurs cas de varices pharyngées. Mauclaire (dans une communication à la Société anatomique de Paris de 1893) a beaucoup insisté sur la vascularisation énorme de cet organe dans certains cas pathologiques. Aussi, malgré l'opinion de Lublinski qui prétend qu'on n'a jamais eu à combattre d'hémorragie un peu forte, il faut se tenir prêt contre cet accident. En parcourant les observations, nous voyons que Schech en 1876, après avoir sectionné l'épiglotte hypertrophiée eut à combattre un écoulement de sang abondant et ne put continuer son intervention que plusieurs jours après. Dans un cas publié en 1880 par Heinze, on opéra au galvano-cautère, mais à la chute de l'escarre, il y eut une hémorragie telle que le professeur Thiersch dut faire la ligature de la carotide primitive. On pensa dans ce cas qu'il y avait eu lésion de l'artère laryngée supérieure. Sokolowsky vit aussi une hémorragie abondante chez un de ses malades. Dans une autre observation due à Hofmann, on sectionna le rétrécissement au galvano-cautère. Il se fit une hémorragie artérielle terrible. « On ne put s'en rendre maître, dit cet auteur, malgré une compression d'une heure et demie avec un tampon imbibé de perchlorure de fer et d'essence de térébenthine. On allait faire une trachéotomie pour faire un tamponnement sérieux du pharynx, quand enfin elle s'arrêta. »

Ces hémorragies peuvent, ainsi qu'on le voit, devenir dans certains cas très graves. C'est pour les prévenir que Semon, en avril 1880, conseillait l'incision ignée, mais le thermo ou le galvano-cautère ne préviennent guère l'hémorragie immédiate dans le cas particulier et ont en outre l'inconvénient de produire une escarre, ce qui expose à l'hémorragie secondaire.

Pour lutter contre cet accident, il faudrait pouvoir mettre une ligature sur le vaisseau qui donne, mais on agit à une profondeur trop considérable et on ne peut voir ce qui s'y passe. La pharyngotomie interne est, à ce titre une opération aveugle.

Si l'on ne veut pas courir de semblables risques, il faudra se contenter de petites incisions. Mais ces incisions ne seront d'aucune utilité si l'on a affaire à un rétrécissement produit par un ancien syphilome en nappe. En revanche, elles pourront être utiles dans les cas où on trouve une valvule ou même une néomembrane affectant la forme d'un diaphragme. Une fois incisés, les tissus pourront être dilatés et le pharynx reprendra peu à peu ses dimensions normales. C'est ce qui explique les succès obtenus par ce procédé; mais dans les cas de syphilome, on n'en peut guère retirer d'avantages et il suffirait de lire l'observation de Battle pour être renseigné à ce sujet. « Dans ce cas le rétrécissement tend toujours à se reproduire et on est obligé de le dilater de temps en temps. » Donc, dans les cas de rétrécissements dus à une membrane, la pharyngotomie interne pourra présenter des avantages et nous adoptons entièrement, à ce sujet, les conclusions de Smith et Walsham :

« 1° La trachéotomie est un moyen temporaire pour obvier à une mort subite par asphyxie et un facteur essentiel pour un traitement sûr et satisfaisant ;

« 2° La section avec un bistouri boutonné présente des avantages sur toutes les autres méthodes de traitement.

« 3° Les petites incisions nombreuses sont préférables à une incision profonde et, si possible, les parties doivent être divisées de haut en bas pour permettre de bien voir la surface de section.

« 4° L'ouverture doit être élargie dans une direction telle qu'elle permette le passage d'une nourriture liquide sans passer dans le larynx. »

Rappelons en terminant que Jacobson avait été conduit à repousser les opérations sanglantes à cause de l'espace réduit où l'on est obligé d'agir, et à cause des hémorragies abondantes qu'elles provoquent dans cette région et du voisinage des gros vaisseaux. Cet auteur en était arrivé à n'admettre comme procédé opératoire que la dilatation. Nous ne partageons pas entièrement son avis. En admettant avec lui que c'est une opération aveugle et dangereuse si l'on veut faire le nécessaire, nous croyons cependant qu'elle peut être utile dans les cas de néomembranes à condition que le chirurgien ne fasse que de petites incisions et qu'il ait soin de pratiquer ensuite la dilatation. Mais nous pouvons dire dès maintenant que la pharyngotomie trans-hyoïdienne remplit tous les avantages de la pharyngotomie interne sans en présenter les inconvénients.

§ 2. **Pharyngotomie trans-hyoïdienne.**

Nous avons étudié précédemment le manuel opératoire de cette intervention, et nous avons fait remarquer qu'en incisant la paroi du pharynx on s'apercevait immédiatement de la section du rétrécissement en entendant un grincement caractéristique du bistouri. Cette opération est bonne dans les cas où on a affaire à une néomembrane, et elle peut être mise en parallèle avec la pharyngotomie interne. Mais elle devient indispensable dans les cas d'infiltration fibreuse suite de syphilome. Dans ce cas, les sections internes ne permettraient pas de débrider d'une façon suffisante, ou bien elles produiraient des délabrements épouvantables.

La pharyngotomie externe permet, grâce à l'écartement des fragments de l'os hyoïde, de bien voir ce qui se passe dans la profondeur et, si un vaisseau donnait, rien ne serait plus facile que de le saisir avec une pince pour y placer une ligature ou pour en pratiquer la torsion.

On n'aura donc jamais à craindre une hémorragie primitive si petite qu'elle soit puisqu'on est parfaitement armé contre elle. D'autre part, les hémorragies secondaires ne constituent aucun danger, puisque toutes les incisions sont faites au bistouri.

Grâce à la sécurité complète que donne cette opération, le chirurgien ne sera pas obligé de se contenter d'incisions timides, mais il débridera largement et ne terminera son opération qu'une fois la sténose entièrement détruite.

La pharyngotomie externe présente donc sur la méthode interne le grand avantage d'être faite à ciel ouvert, de ne pas nécessiter l'emploi d'un laryngoscope et de rendre les incisions d'une simplicité parfaite.

On ne peut objecter à cette opération d'être plus grave que la pharyngotomie interne. Nous avons vu dans un chapitre précédent que les suites opératoires étaient excellentes et que jamais nous n'avions observé de complications.

Mais encore et surtout elle diminue d'une façon notable la durée du traitement. Le rétrécissement a été entièrement détruit pendant l'opération et il ne reste plus qu'à maintenir le degré de dilatation obtenu jusqu'à ce que les surfaces de section soient entièrement cicatrisées. L'appareil de M. Martin remplit très bien ces conditions, et au bout d'un mois et demi en général, on n'a plus à craindre de récidives. Dans les pharyngotomies internes au contraire, le débridement n'a pu être complet et non seulement le chirurgien doit s'efforcer de maintenir la dilatation obtenue, mais il est encore obligé d'obtenir une ouverture plus considérable. Aussi le traitement est toujours très long dans ce cas et demande plusieurs mois. Si nous consultons les observations, nous remarquons en outre qu'on a dû intervenir plusieurs fois et répéter à trois ou quatre reprises les incisions internes. Tels sont les cas de Smith et Walsham, Langreuter, Jacobson, etc.

Un autre avantage inportant à considérer, c'est que la pharyngotomie trans-hyoïdienne supprime toute trachéotomie préliminaire. Elle n'est d'ailleurs pas plus grave que cette dernière. On devra donc l'employer de préférence dans les cas où la respiration est fortement gênée et où le malade menace d'asphyxier. Non seulement elle permettra de supprimer le rétrécissement, mais en même temps elle assurera le libre passage de l'air de la respiration.

Pour tous les motifs que nous avons énumérés on devra préférer de beaucoup la pharyngotomie trans-hyoïdienne aux autres procédés. C'est une opération très simple et ne présentant aucun danger. Elle est beaucoup plus chirurgicale que les autres opérations et permet seule d'obtenir une guérison rapide et durable du rétrécissement. Bien qu'elle soit d'origine toute récente et qu'elle n'ait été pratiquée que deux fois, nous sommes intimement persuadé de sa supériorité sur les méthodes précédemment employées et nous restons convaincu que l'avenir nous donnera raison.

OBSERVATIONS[1]

OBSERVATION I (Trendelenburg).

Femme de vingt-neuf ans, syphilitique. En abaissant la base de la langue, on voit une masse cicatricielle, horizontale, blanchâtre, qui réunit la base de la langue aux parois postérieures et latérales du pharynx et l'attire en bas. Cette masse recouvre le larynx. Au milieu, une ouverture de la taille d'un petit pois, seul orifice pour le passage de l'air et des aliments. L'épiglotte est hypertrophiée. Après six semaines de dilatation à l'aide de bougies, on pouvait passer l'index dans la lumière du rétrécissement.

OBSERVATION II (Bruzelius).

Un malade syphilitique se plaignait d'une gêne considérable de la respiration et de l'impossibilité de la déglutition. Il meurt avant qu'aucun traitement ait pu être appliqué. A l'autopsie, on trouve des adhérences du voile du palais au pharynx. La langue est fortement tirée en arrière par de fortes cicatrices ; il y a une rétraction cicatricielle concentrique du pharynx tout entier à ce niveau. L'ouverture laissée au centre avait 11 millimètres de diamètre. Le larynx était sain.

[1] Nous ne publions ici que les observations les plus intéressantes ; celles qui portent les numéros de I à X ont été puisées dans la thèse de Mesny.

OBSERVATION III (Schech).

Paysanne, vingt-quatre ans, n'a jamais été malade avant 1870, époque à laquelle elle eut de violentes douleurs pendant la déglutition.

Peu à peu elle ressentit de la gêne dans la respiration, qui augmenta tellement que la patiente dut rester assise jour et nuit. L'iodure de potassium endormit un peu ses douleurs.

En 1875, la sténose du pharynx avait un peu augmenté. La communication avec les fosses nasales est elliptique ou plutôt biconvexe et assez large pour ne pas empêcher la respiration par le nez. Voix légèrement enrouée et nasonnée. A la paroi postérieure, sur les parties latérales du pharynx et les piliers postérieurs de nombreuses cicatrices extrêmement anémiées.

L'image laryngoscopique est très difficile à comprendre. Dans le *cavum pharyngo-laryngeum* deux saillies membraniformes et des excroissances noirâtres et polypeuses. Ces dernières siègent surtout sur la langue qui est couverte de cicatrices et sont très grosses. Du côté droit de la base de la langue à la paroi postérieure du pharynx s'étend une membrane qui adhère à la paroi latérale. Au milieu et à gauche, il y a deux grosseurs séparées par une fente étroite. L'épiglotte est immobilisée et limite un tout petit passage pour les aliments et l'air.

Il faut d'abord couper l'épiglotte qui est notablement hypertrophiée. Après cela, on abrase avec le couteau les tumeurs à plusieurs jours d'intervalle à cause de l'hémorragie violente qui eut lieu pendant l'opération. Succès éclatant. La respiration revient naturelle et facile. On coupe ensuite la membrane qui comble la moitié droite du pharynx ; la base de la langue et les parois du pharynx se séparent brusquement. L'effet fut tel que, quelques jours après, la malade pouvait avaler et sans aucune douleur, les aliments solides.

Observation IV (Langreuter).

V. N..., vingt-sept ans, eut en 1872 un chancre induré. Plusieurs mois après, roséole qui disparut très vite. Cinq semaines après l'apparition au pénis de l'accident primitif, il éprouve, en avalant, des douleurs dues à des ulcérations de la gorge qui ne disparurent jamais et augmentèrent sans cesse, surtout en 1874. La luette disparut peu à peu.

Déjà en 1875, le malade ne pouvait plus prendre que des aliments liquides ou mous et bien menus. La respiration commence à devenir pénible. Grâce à la cure spécifique, le malade se porte relativement bien pendant deux ans.

En 1878, il est repris de ses douleurs de la respiration et de la déglutition, elles augmentent de plus en plus, causées, cette fois, par des rétractions cicatricielles. Le patient, dans un état d'inanition de plus en plus pitoyable, entre le 6 octobre à l'hôpital. On dut faire la trachéotomie. L'opération réussit parfaitement, le malade se rétablit et sortit le 7 novembre. La canule resta dans la trachée, le malade se nourrit copieusement, mais toujours d'aliments liquides ou broyés.

En janvier 1879, il entre dans la clinique de laryngologie du professeur Œrtel.

Toute la partie postérieure de la gorge est formée d'un tissu cicatriciel qui, vers le haut, recouvre le *cavum pharyngo-nasaleum* et, vers le bas, le *cavum pharyngo-laryngeum*. Les membranes supérieure et inférieure sont fortement tendues ; la racine de la langue est attirée en arrière. Le tissu cicatriciel s'étend sur les parois latérales du pharynx ; les amygdales et les piliers antérieurs ont entièrement disparu. Le *cavum pharyngo-laryngeum* est recouvert par une membrane cicatricielle gris rosé, percé d'une ouverture ronde de la grosseur d'une tête d'épingle, qui s'étend horizontalement de la paroi postérieure du pharynx à la base de la langue. Tout ce tissu cicatriciel se meut quand le malade essaie d'avaler, de telle sorte que la cavité de la gorge se rétrécit à chaque fois.

On pouvait, en observant les diverses ulcérations, conclure que le larynx était atteint.

Le 24 janvier, on commença la dilatation en avant et en arrière ; pour cela, on employa un bistouri laryngien, de construction très simple. C'était, somme toute, une sonde d'acier avec un couteau à la partie antérieure. La partie de l'instrument, qui n'est pas coupante, est faite en acier détrempé ; elle peut facilement prendre une courbure déterminée et être ainsi adaptée à l'individu.

Le diaphragme cicatriciel était très dur et criait sous le couteau. Ces incisions au pourtour de l'orifice furent faciles ; mais à la périphérie, il fallut imprimer un mouvement de scie au scalpel. Hémorragie faible, douleurs assez intenses. La fente devint longue de 10 à 12 millimètres. On avait essayé d'introduire les bougies creuses de Schrötter, mais le malade ne les avait point supportées.

Le 4 février, avec le même bistouri, on fit deux autres incisions latérales qui permirent de jeter un coup d'œil dans le larynx. Celui-ci se trouva à notre stupéfaction libre de toute ulcération ; l'épiglotte avait sa forme naturelle, les cordes vocales étaient brillantes et normales. Nouvelles incisions le 17 et le 24 juin et, malgré les souffrances du malade, on dilate énergiquement avec les sondes pour éviter une nouvelle soudure. Deux fois par jour, on passe les bougies de Schrötter, puis peu à peu l'ouverture s'agrandit et s'arrondit. Le 15 août, l'ouverture mesure 1 cm. 5 ; le malade porte sa canule constamment fermée, respire, mange et boit par l'ouverture produite par l'opération. La voix est sonore, mais un peu nasonnée.

Dans peu de temps, on pourra enlever la canule et on peut d'ores et déjà considérer le malade comme guéri.

Observation V (Meyer).

Un homme de trente-trois ans avait eu, trois ans avant, un chancre suivi d'accidents secondaires qui s'améliorèrent rapidement par le traitement mercuriel. Au bout d'un an, il se considéra comme guéri.

Le 10 janvier, il se présenta à la clinique du professeur Œrtel. A l'examen, on constata que la paroi postérieure, les côtés du pharynx et la luette étaient enflammés, rouges, infiltrés. On prescrivit un gargarisme. Le patient revint le 15 et fut apporté à l'hôpital presque asphyxiant, pris d'une dyspnée intense, avec du tirage et du cornage. On note dix à douze inspirations par minute, le pouls presque imperceptible, la peau froide, la face et les mains cyanosées et presque complètement aphones. Le professeur Nussbaum l'examina avec peu de succès ; il aperçut seulement une occlusion de l'antre laryngo-pharyngien par une atrésie due à une ulcération de la paroi postérieure du pharynx en état d'amélioration. La luette était attachée au pilier droit, il y avait une perforation de voile du palais. On ne pouvait déterminer dans quel état se trouvait le larynx.

La trachéotomie, toute indiquée, est faite sur-le-champ par le professeur Nussbaum, avec un résultat si efficace pour le malade, qu'il fut capable de quitter l'hôpital quelques jours après avec un traitement approprié.

Le 25 janvier, il se présente au professeur Œrtel pour continuer le traitement. On vit à l'examen une obstruction presque complète du pharynx, étendue de la base de la langue aux parois latérales et postérieures du pharynx. Une petite ouverture, n'admettant pas même un stylet, était située un peu à gauche de son centre, formant la seule communication avec le larynx et l'œsophage. A travers cette petite ouverture, le patient se nourrit et respire. Il ne peut prendre que des aliments liquides, mais assez pour se soutenir.

Le professeur Œrtel se décida à agrandir l'ouverture avec un bistouri, des sondes furent introduites à jour passé pour permettre au patient de s'habituer à la présence d'un instrument dans sa gorge.

Le 10 février, quand la première opération fut guérie, une incision fut faite en avant jusqu'à la langue. Hémorragie légère.

Cette opération fut suivie de deux autres. Le 13 et le 18 février.

deux incisions latérales ayant été faites, l'ouverture laissait passer le doigt. L'examen permit alors de reconnaître, au grand étonnement de l'assistance, que le larynx était intact, l'épiglotte et les cordes normales. Il pouvait maintenant respirer sans canule, la respiration n'était plus gênée et le patient se réjouissait à l'idée qu'il pourrait encore boire à plein gré.

Observation VI (Heinze).

Femme de cinquante et un ans. Au bord de l'épiglotte s'attachait directement le pharynx transformé tout entier en une masse cicatricielle. Bien que l'orifice qui traversait cette masse n'eût qu'un centimètre de diamètre, la respiration seule présentait des modifications dues à la sténose, tandis que la déglutition était restée normale. On détruit à l'aide du galvano-cautère cette membrane à trois reprises, chaque opération à un mois d'intervalle. A la quatrième survenait, en détachant le bord de l'épiglotte, une telle hémorragie artérielle qu'on ne put l'arrêter. Il fallut que le professeur Thiersch fît la ligature du tronc de la carotide primitive. La malade avait perdu tant de sang que, vingt-trois jours après, elle était encore très faible et pouvait à peine supporter l'examen.

Cette hémorragie devait provenir de la section de l'artère laryngée supérieure.

Observation VII (Smith et Walsham).

Femme de quarante-sept ans. Entre le 29 octobre 1878 à l'hôpital Royal pour affection de la poitrine, avec dyspnée, dysphagie et prostration.

Elle contracta la syphilis à vingt-six ans. Depuis huit mois, sa voix est atteinte et les mouvements de la langue sont rendus difficiles ; depuis six mois, elle ne peut plus avaler d'aliments. La langue ne peut être sortie hors de la bouche, le pilier postérieur droit est tiré en arrière et adhère à la paroi postérieure du pharynx. La luette et une grande partie du voile ont disparu.

Au laryngoscope, on ne peut voir le larynx, mais une ouverture de 1/8 de pouce, au fond d'un entonnoir sur la gauche de la ligne médiane, au niveau de l'épiglotte.

Le 1er novembre, trachéotomie ; le 24, tentatives de dilatation répétées plusieurs jours de suite, mais sans résultat. Le 24 novembre, tentatives de dilatation répétées les jours suivants, mais elles n'amenèrent aucun résultat profitable. La dilatation, au moyen de la laminaire ou de l'éponge préparée, ne peut être pratiquée.

Le 5 décembre, Walsham divise partiellement la bande cicatricielle qui fermait un des côtés du pertuis à l'aide de l'urétrotome de Ricord.

Le 8, nouvelles incisions à l'aide de ciseaux courbes. Une lame fut placée dans le pertuis, l'autre dans la dépression ulcérée, et on sectionna à petits coups, de haut en bas, de façon à bien voir la surface coupée des tissus, et à pouvoir parer à l'éventualité d'une hémorragie.

On s'efforça de débrider l'ouverture dans une direction permettant aux aliments de passer sans entrer dans le larynx. Enfin on continua la dilatation avec le doigt et les sondes œsophagiennes.

Le 22 septembre 1879, Smith revit cette femme, et l'orifice du rétrécissement pharyngien ne s'était pas rétracté le moins du monde.

Observation VIII (Von Sokolowsky).

Femme de vingt-deux ans, indemne de scrofule et d'affection cutanée, a souffert avant d'entrer à l'hôpital d'une angine mal définie, qui dura quelques semaines. Puis tout rentre dans l'ordre. Il y a deux mois, sans raison apparente, se déclare une dyspnée légère qui ne se manifeste que dans les grands efforts, puis devient persistante.

Le 18 février 1881, la malade rentre à l'hôpital dans un tel état de maigreur et d'affaissement qu'on la croirait parvenue au dernier degré de la phtisie. Elle ne peut pas dormir, tousse constamment, la respiration est sifflante ; quant aux aliments, ils déterminent des accès d'asphyxie, et c'est à peine si la malade peut avaler quelques gouttes de liquide. A l'examen de la gorge, les piliers postérieurs du voile du palais, en partie soudés à la paroi postérieure du pharynx, présentent de nombreux tractus fibreux cicatriciels. Près de l'insertion de la luette existe un petit orifice qui permet à l'air de passer par les fosses nasales.

L'emploi du laryngoscope permet de reconnaître l'existence d'une sorte de diaphragme membraneux tendu horizontalement au-dessus de l'entrée du larynx et de l'œsophage, épais, inégal, et possédant un orifice triangulaire dont la base est tournée du côté de la colonne vertébrale, à bords irréguliers et dentelés. Cette membrane résiste à la sonde qui l'explore. Il est absolument impossible de voir les cordes vocales.

On fait le diagnostic de syphilis héréditaire, et on prescrit l'iodure de potassium et le mercure. Au bout de deux jours, la dyspnée ayant augmenté et l'œdème de la glotte étant imminent, l'auteur n'hésite pas, le 22 mars, à intervenir chirurgicalement. Guidé par le miroir, il incise la membrane en introduisant le bistouri boutonné dans l'orifice, et en incisant d'arrière en avant sur une longueur de 1/2 centimètre. Une hémorragie assez abondante l'empêcha d'aller plus loin. Le lendemain, il recommence l'incision dans la même direction, et fait de plus une incision latérale. Puis, il introduit un dilatateur (n° 5 de Schrötter), qu'il laisse cinq minutes en place. Le jours suivants, il peut introduire le n° 7.

Le 27 mars, nouvelle incision et introduction des nos 10 et 12.

L'état général s'améliore rapidement; la malade respire bien et ne tarde pas à prendre des aliments solides. Elle finit par s'introduire elle-même le dilatateur et quitte l'hôpital dans les premiers jours d'avril, guérie.

Observation IX (Hofmann).

Une femme de cinquante-huit ans se présente avec une gêne respiratoire considérable. Elle fait entendre un bruit strident. Elle est cyanosée, violacée, avec le facies d'une personne qui s'asphyxie. Il y a vingt ans qu'elle souffre de la déglutition et de la respiration; depuis cinq ans, elle ne peut plus avaler d'aliments solides. La base de la langue adhère aux parois postérieure et latérale du pharynx par un pont membraneux qui est percé, à son centre de figure, d'un orifice pouvant admettre un cathéter moyen. Souvent cet orifice est obstrué par des mucosités squameuses. L'opération décidée, on sectionne au galvano-cautère en trois séances, le rétrécissement qui avait 1 centimètre et demi d'épaisseur. La troisième fois une hémorragie artérielle terrible eut lieu. On ne put s'en rendre maître malgré une compression d'une heure et demie avec un tampon imbibé de perchlorure de fer et d'essence de térébenthine. On allait faire la trachéotomie, pour pouvoir faire un tamponnement sérieux du pharynx, quand enfin elle s'arrêta.

La persistance de cette hémorragie doit être attribuée à la non-rétractilité du tissu cicatriel qui maintenait la béance de l'artère sectionnée. Aussi se peut-il que cette hémorragie n'eût pas cédé au tamponnement du pharynx, s'il avait fallu y recourir.

Observation X (résumée).

(Dr Wagnier, de Lille, *in* th. Mesny).

H..., âgé de onze ans, but à même une bouteille une certaine quantité d'acide sulfurique. Le liquide corrosif fit des brûlures profondes dont les premiers effets furent extrêmement graves. Le Dr Wagnier vit le malade deux mois après l'accident; il n'y avait pas encore de rétrécissement manifeste.

Un mois et demi plus tard, les choses avaient bien changé : les deux côtés de l'épiglotte soudés à la paroi postérieure du pharynx s'étaient rejoints et formaient les bords d'une ouverture qui n'avait guère que 6 à 8 millimètres de diamètre. Dans ces conditions, les aliments en bouillie pouvaient être avalés.

Je proposai de faire la dilatation de l'orifice que je trouvai si réduit, et je me servis pour cela d'un instrument en forme de pince recourbée dont les mors s'ouvraient par la pression des anneaux. J'aidais puissamment à cette dilatation par des incisions latérales, faites le plus en arrière possible de façon à diviser surtout les adhérences contractées avec la paroi postérieure.

(Pour diviser les brides sur lesquelles le couteau laryngien avait une tendance à glisser à cause de leur obliquité, le Dr Wagnier fit construire un instrument spécial, sorte de pince coupante, et qui se monte sur le manche de Schrötter. Ces sections ne donnèrent lieu qu'à des écoulements sanguins insignifiants.)

Plus tard, j'employai le galvano-cautère qui me fit gagner peu d'ouverture, les bords devenant plus épais vers les parties latérales. Il en fut de même de l'électrolyse que le malade ne supportait qu'un temps trop court pour qu'elle pût agir efficacement. En somme, c'est la dilatation aidée des incisions latérales qui a donné les meilleurs résultats. Aujourd'hui, l'ouverture est considérablement agrandie, elle a une forme triangulaire avec 1 centimètre et demi de base et 2 centimètres de hauteur ; les bords sont épais, dilatables, et j'obtiens un écartement bien plus considérable avec la pince dilatatrice.

Observation XI (Battle).

R. R..., vingt-quatre ans, a été déjà soigné au Royal Free Hospital pour hydropisie et néphrite chronique interstitielle. Gommes et éruption de la peau. A la suite d'une ulcération très rebelle de la partie supérieure du pharynx et de l'isthme du gosier, il se fit un rétrécissement à la partie inférieure du pharynx.

Le voile du palais est adhérent à la paroi postérieure du pharynx, les amygdales ne sont pas visibles. Une voûte de tissu cicatriciel très ferme au toucher sépare l'ouverture postérieure des fosses nasales du pharynx, sauf sur une petite ouverture de la taille d'un crayon. Il y avait ulcération du pharynx avec rétrécissement. La respiration est un peu difficile, la voix rauque ; expectoration muco-purulente.

Examiné au laryngoscope, la première impression fut qu'il y

avait une sténose du larynx, car une petite ouverture était visible derrière la base de la langue avec un bord cicatriciel caractéristique.

Mais il devint bientôt évident que cette ouverture n'était pas assez éloignée de la bouche et qu'il n'y avait pas d'épiglotte.

Par l'introduction du doigt, l'ouverture fut facilement sentie, et on remarqua qu'il en partait une membrane muqueuse allant aux parties postérieures et latérales du pharynx. Il était évident que cette ouverture était le seul passage de la bouche au larynx et à l'œsophage. Comme elle n'était pas plus large qu'un cathéter n° 12, on s'étonna qu'il pût avaler aussi bien qu'il le faisait et sans tousser comme s'il n'y avait pas d'obstacle à la respiration. En déprimant la langue, l'ouverture pouvait être vue, elle était formée par une légère couche de tissu cicatriciel formant son bord antérieur et s'étendant vers la langue. Les cordes vocales ne pouvaient être vues.

Le 26 septembre, une trachéotomie préliminaire fut faite et la canule-tampon de Trendelenburg introduite. Le chloroforme fut donné et bien supporté. Un bâillon fut introduit et la langue attirée en avant. Un catéther n° 12 ne pouvait pas passer à travers l'ouverture. La partie rétrécie ne pouvait être dilatée avec une pince, aussi des incisions furent faites des deux côtés avec des ciseaux à pointe mousse. Le doigt introduit trouva le pharynx au-dessous de la nouvelle ouverture, irrégulièrement contracté sur une distance de près d'un pouce et demi et quelques-uns des bords du tissu rétréci nécessitèrent la section, avec le bistouri pointu du palais, guidé sur le doigt. Une dilatation plus grande fut obtenue et une sonde passa dans l'œsophage. La canule à trachéotomie fut conservée seize jours et la sonde œsophagienne cinq jours. La dilatation fut entretenue chaque jour après l'ablation de la sonde œsophagienne. Il quitta l'hôpital, le 29 octobre, beaucoup soulagé.

Il y a actuellement une tendance continuelle à la rétraction et M. Templeton continue à dilater l'ouverture de temps en temps.

Observation XII (Fleischmann et Borchard).

E. Pr..., vient à la consultation pour gêne dans la déglutition et la respiration. Son père est mort à quarante-six ans d'une pneumonie et d'une pleurésie. Mère vivante, en bonne santé, n'a jamais eu d'avortement. Elle a eu cinq enfants dont deux sont morts à deux ou trois ans, d'angine.

Les deux frères et la sœur du patient se portent bien ; ils ont eu la rougeole et la diphtérie. Le malade s'est bien porté jusqu'à l'âge de sept ans. Alors, il eut, comme ses frères et sœurs, la rougeole, puis la diphtérie. A la suite de cette dernière maladie, on remarqua qu'il parlait fortement du nez. Bientôt après, il eut de la gêne pour respirer par le nez et la déglutition de bouchées trop grosses devint difficile. Ces symptômes augmentèrent graduellement jusqu'à ces derniers temps.

Deux ans après sa diphtérie, le malade eut une pneumonie, à la suite de laquelle les difficultés de la respiration et de la déglutition s'accrurent à ce point qu'il dut réclamer le secours d'un Institut de son pays. Là on le soumit à une cure par les corps gras, mais son état ne s'améliora pas. On fit alors des applications sur le cou qui produisirent une amélioration. Depuis, le malade n'eut plus recours aux soins d'un médecin, bien qu'il souffrît encore beaucoup. C'est dans ces conditions qu'il vient à la consultation.

Etat actuel le 25 janvier. Le malade est de taille moyenne et paraît bien constitué. On ne trouve aucun signe de syphilis héréditaire. Il respire continuellement par la bouche et il présente le facies qu'on rencontre dans ces cas. La respiration s'entend bien et est légèrement rauque. La voix est nasonnée.

A l'examen de la bouche, on voit la luette fortement hypertrophiée recouverte d'une muqueuse lisse et rouge. Elle adhère par sa base à la partie postérieure du pharynx. Les amygdales manquent complètement de chaque côté. A la place de l'amygdale droite, on trouve une excavation ovale et les deux piliers du voile présentent une cicatrice blanchâtre, brillante et dure.

A la partie médiane de cette excavation existe une bride courte, solide, tendineuse, qui s'insère au-dessous de la base de la langue et semble tirailler le voile et la luette à droite et en bas. A gauche, le pilier postérieur est très mal indiqué.

A un examen ultérieur, on voit le voile complètement adhérent avec la paroi de l'arrière-gorge. La communication unique entre le naso-pharynx et la cavité pharyngienne consiste dans un canal placé derrière la luette et juste assez grand pour permettre le passage d'une fine sonde.

La partie visible de la muqueuse pharyngienne ne présente pas de cicatrices ni de déformations.

A l'examen laryngoscopique, on constate tout près de l'entrée du larynx une adhérence des parois postérieures et latérales du pharynx avec la base de la langue, par une membrane tendue horizontalement. Près de son milieu existe une ouverture presque ovale grosse environ comme un grain de café. Par cette ouverture, mesurant 8 millimètres dans le sens horizontal et 6 millimètres dans le sens vertical, circonscrite par des bords lisses et tranchants, on aperçoit, comme par un hublot, le larynx ou du moins ses parties médianes.

En revanche, la région aryténoïde, la partie postérieure des cordes vocales, les sinus piriformes, ainsi que la surface linguale de l'épiglotte sont entièrement cachés. La partie visible du larynx paraît normale.

Le traitement fut d'abord dirigé du côté du naso-pharynx, mais le rétrécissement ne tarda pas à atteindre la base de la langue, si bien qu'à ce moment il était impossible de rien espérer de la dilatation graduelle en face d'un tissu cicatriciel épais et résistant. Avec un galvano-cautère pointu et recourbé d'une façon convenable on créa un orifice à 2 millimètres environ du bord de l'ouverture préexistante. Il s'agissait alors de détruire, dans le point le plus rapproché, le pont de substance qui existait entre les deux ouvertures. Mais cette bande de tissu fut détruite entièrement dans la suite par une nécrose spontanée. On essaya de la même façon l'élargissement de l'ouverture du côté gauche.

A la fin de mars, on constatait une amélioration notable dans l'état du malade. La respiration et la voix sont plus libres ; le malade ne ronfle plus la nuit et respire bien par le nez ; il peut aussi déglutir sans peine de plus gros morceaux qu'auparavant.

Entre le voile du palais et la paroi de l'arrière-gorge, on peut déjà facilement introduire le petit doigt et l'ouverture inférieure mesure environ 2 centimètres dans le sens transversal. Elle permet de voir librement presque tout le larynx.

Observation XIII (due à l'obligeance de M. le professeur Vallas).

Jeune homme de vingt-deux ans contracta la syphilis il y a seize ou dix-sept ans. Elle lui fut transmise par sa mère qui avait été elle-même infectée par un nourrisson.

A cette époque, il eut une dysphagie qui persista pendant vingt-huit mois et alla en s'accentuant de telle façon que le malade ne mangeait plus pour éviter la douleur. La conséquence en fut un amaigrissement considérable et une grave altération de l'état général.

Il y a deux ans, survint un phénomène nouveau; la dysphagie s'atténua et fut remplacée par de la dyspnée.

A ce moment il fut soumis pour la première fois, à l'hôpital de Chambéry, au traitement spécifique qui amena rapidement une amélioration, et, sur les conseils du médecin de Chambéry, il vint à Lyon, et entra dans le service de M. Garel, à l'hôpital de la Croix-Rousse. Avant de le faire passer dans mon service, M. Garel le présenta à la *Société des Sciences médicales de Lyon*. Son état était le suivant : Le voile du palais est complètement soudé à la paroi postérieure du pharynx ; le naso-pharynx ne communique plus avec la bouche que par un orifice étroit situé sur la ligne médiane au niveau de la luette et creusé dans l'épaisseur du voile. Cet orifice est notablement rapproché du rebord de la partie osseuse du palais. Sa forme est ovalaire, allongée dans le sens vertical. Au-dessous de ce premier rétrécissement, en existe un second non accessible à la vue, constitué par la soudure des piliers avec la base de la langue à une hauteur répondant à peu près au bord libre de l'épiglotte. La soudure est totale à gauche, à droite existe près de la base de la langue, un petit orifice oblique de haut en bas et de dehors en dedans. Cet orifice est un anneau cicatriciel limité en avant par la langue, en arrière et latéralement par le voile, les piliers et la paroi postérieure du pharynx qui sont tous intimement soudés entre eux. L'ouverture ainsi circonscrite à 15 millimètres de longueur sur une largeur de 4 à 5 millimètres, c'est l'unique moyen de communication de la cavité buccale avec l'œsophage et la trachée.

Les troubles fonctionnels sont en premier lieu une dyspnée apparaissant surtout après une course ou un effort prolongé; en second lieu et surtout des troubles de la déglutition. Seuls, les liquides passent; les aliments solides ne peuvent passer.

Après m'être occupé du rétrécissement supérieur, je songeai au rétrécissement inférieur, le seul difficile à aborder.

Une première opération fut faite en janvier 1895. Elle consista en ceci : trachéotomie et mise en place de la canule-tampon pour éviter la pénétration du sang dans la trachée.

Incision de dedans en dehors du rétrécissement avec le bistouri introduit dans le pharynx et guidé sur le doigt.

En somme, pharyngotomie interne forcément limitée par la crainte de dépasser les limites du pharynx et de blesser le paquet vasculo-nerveux du cou. Pendant les jours qui suivirent, on pratiqua des dilatations journalières pour maintenir béante la plaie intra-pharyngienne. Le malade partit chez lui quelque temps après, amélioré au point de vue de la déglutition.

Au mois de juin 1895, il rentra à l'hôpital et je pus me convaincre que les résultats de la première intervention étaient absolument perdus. Le rétrécissement s'était reproduit par suite de la rétraction cicatricielle et de la négligence du malade qui ne s'était jamais fait cathétériser le pharynx.

Je résolus alors de faire une opération plus complète en utilisant la voie trans-hyoïdienne qui venait de me servir pour plusieurs interventions sur cette région. L'opération fut faite au mois de janvier dernier, de la façon suivante :

Trachéotomie et canule-tampon. Incision de 8 à 10 centimètres dont le milieu correspond à l'os hyoïde. Section des muscles et ostéotomie de l'os hyoïde. A ce moment, je trouvai derriere l'os hyoïde un tissu dur, cicatriciel, absolument semblable à celui qui existe autour d'un rétrécissement de l'urètre.

Pour me guider dans cette masse inodulaire j'introduisis le doigt dans le pharynx et sur ce conducteur, j'incisai la masse cicatricielle jusqu'à ce que j'aie pénétré dans la cavité pharyngienne. En résumé, je fis, au lieu de la pharyngotomie interne, de dedans en dehors une pharyngotomie externe de dehors en dedans.

La section du rétrécissement effectuée, M. Martin peut placer l'appareil dilatateur qu'il avait construit spécialement pour mon malade. Il consiste en deux pièces : une pièce buccale se fixant sur l'arcade dentaire supérieure et une seconde pièce prenant point d'appui sur la première et destinée à plonger dans le pharynx pour maintenir dilatée la section pharyngienne.

25 avril. — Le sujet se porte bien. Les plaies du cou sont cicatrisées. Le malade supporte bien sa pièce dilatatrice et il a appris à la sortir et à la remettre lui-même.

Les troubles fonctionnels ont disparu. La déglutition a été surtout grandement améliorée et le malade aujourd'hui peut avaler les aliments solides et se nourrir comme tout le monde.

8 novembre 1897. — Le malade vient se faire voir à l'hôpital. Les plaies du cou sont parfaitement cicatrisées. L'os hyoïde est très bien consolidé. Il semble que sa courbure ait pris une forme légèrement ogivale.

A l'examen de la bouche et du pharynx on voit que le passage de l'air et des aliments est parfaitement rétabli. Par le toucher digital, facile à pratiquer parce qu'il existe une anesthésie complète, on ne sent aucune bride cicatricielle ni au niveau de l'épiglotte ni sur les parois du pharynx. Les diamètres de l'organe sont redevenus normaux. Du côté du naso-pharynx, on constate un épaississement assez notable du voile, mais il existe une large ouverture faisant communiquer le pharynx avec les fosses nasales. Cette dilatation a été obtenue par le procédé de MM. Albertin et Martin.

Le malade n'a aucune gêne pour respirer, ni pour déglutir, bien qu'il n'ait porté l'appareil dilatateur de M. Martin que jusqu'au milieu de mai. Il n'est plus essoufflé quand il fait un effort. Le malade raconte que depuis l'opération ses forces ont considérablement augmenté. Il était petit et chétif avant l'opération, dit-il, et depuis il a grandi ; sa capacité thoracique a augmenté et il peut maintenant pratiquer le métier de maçon sans aucune fatigue.

Observation XIV[1] (inédite)

Marie B..., trente-trois ans.

Pas d'antécédents héréditaires.

Elle a eu à dix-huit ans une fièvre typhoïde qui a guéri sans complications. Elle paraît avoir joui jusqu'à trente ans d'une assez bonne santé. On ne relève dans ses antécédents aucune affection grave antérieure ; pas de bronchites, pas d'anémie ; les règles apparurent à quatorze ans et furent toujours régulières.

Mariée à vingt-huit ans, elle a eu après deux ans de mariage un enfant qui mourut au bout de quinze jours d'affection indéterminée. Elle affirme n'avoir jamais eu de chancre, ni d'éruption cutanée d'aucune sorte. Ses cheveux ne sont pas tombés, elle n'a jamais eu de céphalée nocturne. On ne constate pas d'engorgements ganglionnaires, ni de signes de syphilis héréditaire.

Il y a trois ans, la malade eut une angine au commencement de l'hiver. Elle éprouvait de la dysphagie avec sensation de brûlure dans l'arrière-gorge au moment de la déglutition. Elle ne présentait à ce moment ni coryza, ni bronchite. Elle consulta alors un médecin qui lui fit faire dans la gorge des pulvérisations et lui ordonna des gargarismes. Elle fut vite améliorée et au bout de trois ou quatre jours ne souffrit presque plus de son angine, mais sa voix resta voilée et rauque. De plus, la malade a remarqué qu'elle n'arrivait que difficilement à se moucher et que d'autre part elle ne pouvait retenir ses sécrétions nasales qui, si elles étaient abondantes, s'écoulaient d'elles-mêmes par les fosses na-

[1] Malade présentée à la Soc. des Sc. méd. de Lyon, voir *Province médicale*, 3 avril 1897.

sales. En même temps survint peu à peu une certaine gêne à l'ingestion des aliments et de la difficulté pour respirer. Depuis trois mois, il existe une dyspnée continue, pénible, bien que relativement peu intense : la respiration est bruyante et se traduit par une sorte de cornage. La malade est obligée de dormir la bouche ouverte et ressent une impression de sécheresse désagréable dans l'arrière-gorge.

La gêne de la déglutition porte surtout sur les aliments liquides. Les aliments un peu épais passent assez facilement, tandis que les liquides, au moment de leur passage, provoquent une toux violente.

Tous ces phénomènes persistent à l'entrée de la malade qui présente par conséquent une gêne notable de la déglutition et de la respiration, en même temps que la voix est rauque et nasonnée. On note une suppression complète de l'odorat, alors que l'ouïe est au contraire bien conservée.

Depuis deux ou trois ans, la malade a beaucoup maigri et est assez fortement anémiée.

A l'examen du pharynx, on remarque une adhérence complète de la luette et du voile du palais à la paroi pharyngée postérieure. Sur le voile, à droite et en bas, existe une ulcération jaunâtre, sans perforation.

Il n'y a pas de perforation sur la voûte palatine ou sur le voile du palais et il n'existe pas d'orifice faisant communiquer la bouche avec le cavum naso-pharyngien.

A l'examen au larynyoscope, on remarque une double bride cicatricielle partant en avant des deux piliers postérieurs, se dirigeant de là en arrière pour se réunir sur la paroi postérieure du pharynx, en formant ainsi une sorte de fer à cheval. Toutefois la bride gauche est plus accusée que la droite ; elles limitent entre elles un orifice pouvant à peine admettre l'index. On peut en abaissant fortement la langue, arriver à distinguer au milieu de cet orifice, l'épiglotte.

La muqueuse du palais est un peu blanchâtre, mais on n'y constate pas de plaques jaunes. On ne peut pas arriver à voir les amygdales qui semblent avoir entièrement disparu.

A l'examen de la poitrine, on ne constate rien de particulier.

L'appétit est conservé, la digestion est bonne, mais la malade s'alimente insuffisamment par suite de la gêne qu'elle éprouve dans la déglutition.

Le 4 mars, M. Vallas pratique la section du rétrécissement par la voie trans-hyoïdienne. Après anesthésie de la malade à l'éther, l'incision de la peau, commencée à un travers de doigt au-dessus de l'os hyoïde, est continuée jusqu'à l'échancrure thyroïdienne. Section des parties molles sans ouvrir le pharynx. On sectionne ensuite l'os hyoïde en son milieu avec la cisaille de Liston. Les deux fragments sont maintenus écartés et laissent entre eux un espace de 3 centimètres qui permet de bien voir dans la profondeur. Aucun vaisseau ne donnant, on sectionne la paroi antérieure du pharynx en même temps qu'on supprime l'anesthésie. Le rétrécissement disparait en partie, mais on est obligé de faire deux incisions latérales pour libérer les adhérences des piliers postérieurs du voile avec le dos de la langue. Tout obstacle est alors détruit, ce dont on s'assure en passant le doigt par la bouche.

Suture de la plaie avec des fils métalliques et petit tube de drainage à la partie déclive. Pansement ordinaire. On applique l'appareil de M. Martin composé de deux pièces, une palatine et une pharyngienne pour maintenir dilatées les surfaces de section et empêcher leur rapprochement.

Le 9 mars, on enlève les fils; la plaie est réunie par première intention. Il n'y a pas eu de suppuration, mais les aliments liquides ont passé à travers l'orifice du drain et ont inondé le pansement.

Le 12 on enlève le drain, il persiste une petite fistulette alimentaire qui, le 22 mars, est entièrement fermée. L'os hyoïde est parfaitement consolidé. La malade porte toujours l'appareil de M. Martin qui ne l'incommode nullement. La malade sort de l'hôpital complètement guérie de son rétrécissement le 1er avril; il lui reste cependant son rétrécissement supérieur pour lequel on sera obligé d'intervenir ultérieurement. La malade donne de ses nouvelles au mois de juin : elle ne souffre nullement pour avaler les liquides ou les solides. Elle a porté l'appareil de M. Martin jusqu'au milieu de mai seulement. L'état général est devenu meilleur et son rétrécissement ne s'est pas reproduit.

CONCLUSIONS

I. Les rétrécissements du pharynx sont presque tous d'origine syphilitique.

Une variété qui a été jusqu'ici très peu étudiée par les chirurgiens est celle qui siège au-dessus du larynx et dans la partie inférieure du pharynx. Les troubles considérables de la déglutition et de la respiration qui en résultent nécessitent une intervention active et précoce.

II. Les rétrécissements syphilitiques succèdent à l'évolution des accidents tertiaires.

Une ulcération suite de gomme circonscrite ou un syphilome en nappe dont la rétraction fibreuse est considérable sont nécessaires pour les produire.

III. La gomme circonscrite donne naissance à un rétrécissement qui affectera plus ou moins la forme valvulaire.

Le syphilome en nappe engendre la forme la plus grave, le rétrécissement canaliculé.

IV. Les traitements employés jusqu'ici se résument dans le traitement spécifique, les procédés de dilatation et la pharyngotomie interne.

V. Les procédés de dilatation employés seuls ne sont pas capables de supprimer la sténose. Il faut leur adjoindre la pharyngotomie interne. Cette dernière opération peut être utile dans les cas de néomembrane, mais on peut lui reprocher de nécessiter l'emploi du laryngoscope, d'exposer à des hémorragies graves quand on veut débrider largement et d'être insuffisante si l'on se contente d'incisions peu profondes.

VI. La pharyngotomie trans-hyoïdienne imaginée par M. le professeur agrégé Vallas est une opération bien supérieure aux précédentes. Elle permet de parer à tous les dangers, d'opérer à ciel ouvert et sous anesthésie. Jamais il n'y a eu de complications. Elle ne nécessite pas de trachéotomie préliminaire et, en cas d'urgence, elle peut remplacer avantageusement cette dernière opération.

BIBLIOGRAPHIE

STROMEYER, Handb. d. Chir., Freiburg, 1844, Bd. I, S. 192.

HAYDEN, Stricture of the pharynx, Q. J. M.Sc., II, p. 660, Dublin, 1869.

TRENDELEMBURG, Beitr. z. Operation d. Luftwegen (Langenbecks Arch., XIII, S. 372, 1872).

WEST, On syphilitic constriction of pharynx (Lancet, II, p. 291, 1872).

MACHON, Pharyngite syphilitique tertiaire (thèse de Paris, 1874).

SCHECH, Ueb. Stenosir. d. Pharynx (Deut. Arch. f. klin. Med., Bd. XVII, S. 259, 1876).

SMITH and WALSHAM, A case of extreme pharyngeal stenosis (Lancet, p. 604, 1880).

HEINZE, E. seltene Formv. Larynx stenose (Wien. med. Presse, p. 1396, 1880).

LANGREUTER, Ueber syphil. Pharynxstricturen (Deut. Arch. f. klin. Med., Bd. XVII, S. 322, 1880).

MEUNIER, Syphilome de la cavité buccale (thèse de Paris, 1882).

MICHAËL, Instrum. z. Dilat. v. Pharynxstrict. (Monat. f. ärztl. Polytechn. IV, 5, 1882).

SOKOLOWSKI, Zwei Fälle v. syph. Pharynxstenose (Deut. med. Woch., Nr. 31, 1882).

LUBLINSKI, Ueber syph. Pharynxstrict. (Berl. klin. Woch., Nr. 24, 1883).

HOFFMANN, Ein dreifach getheilter Pharynx (Deut. med. Woch., Nr. 28, 1885).

VIARD, Syphilis tertiaire de l'arrière-gorge (thèse de Paris, 1887).

SCHRŒTTER, Syph. d. ober. Luftwege X intern. (med. Cong., Bd. IV, S. 158, 1890).

JACOBSON, Ueb. syph. Narbenstrict. des Schlundes (Arch. f. klin. Chir., XLIII, S. 39).

MESNY, Rétrécissements du pharynx inférieur (thèse de Bordeaux, 1894).

MAUCLAIRE, Anat. et path. du pharynx (Soc. anat. de Paris, 1893).

HENRY, La syphilis tertiaire de la gorge (thèse de Paris, 1894).

LESEIGNEUR, La laryngotomie (thèse de Paris, 1894).

WAGNIER, Brûlure du pharynx (Rev. de laryng., p. 878, 1894),

CARBONNIER, thèse de Lyon, 1894.

GAREL, Sténose du pharynx (Lyon médical, 3 février 1895).

BATTLE, Syph. stenosis of pharynx (Lond. Clin. Soc., 8 fév. 1895)

FLEISCHMANN u. BORCHARD, Ueber Pharynxstr. (Arch. f. Laryng., II, 3, 1895).

VALLAS, Rétrécissement syphilitique du pharynx (Province Médicale, 25 avril 1896).

VALLAS, Pharyngotomie transhyoïdienne (Lyon Médical, 7 juin 1896).

NICHOLS, N. York med. Journ., 26 sept. 1896.

HEYMANN, Hadbuch der Laryng. und Rhin., Wien, 1897.

VALLAS, De l'ostéotomie médiane de l'os hyoïde (Province médicale, 3 juill. 1897).

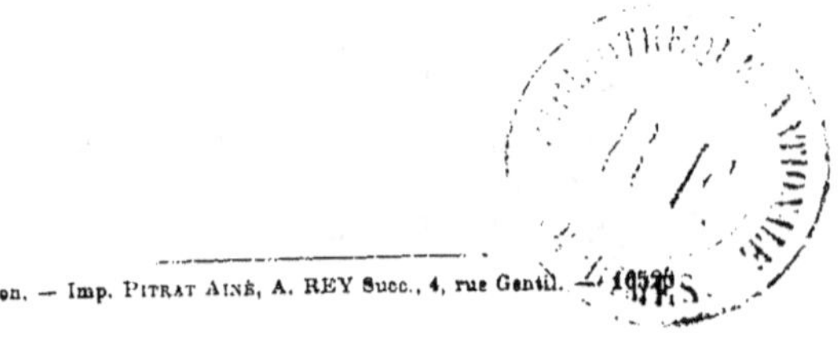

Lyon. — Imp. PITRAT AINÉ, A. REY Succ., 4, rue Gentil. — 19520

www.ingramcontent.com/pod-product-compliance
Lightning Source LLC
LaVergne TN
LVHW020039170826
845678LV00001B/341
9782329694191